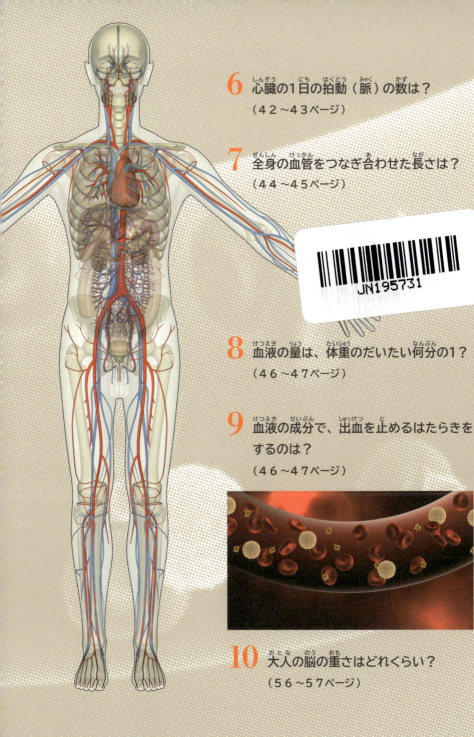

6 心臓の1日の拍動（脈）の数は？
（42〜43ページ）

7 全身の血管をつなぎ合わせた長さは？
（44〜45ページ）

8 血液の量は、体重のだいたい何分の1？
（46〜47ページ）

9 血液の成分で、出血を止めるはたらきをするのは？
（46〜47ページ）

10 大人の脳の重さはどれくらい？
（56〜57ページ）

⑥約10万　⑦約地球2周半　⑧約1/13　⑨血小板　⑩約1300g

からだのびっくり！数の図鑑

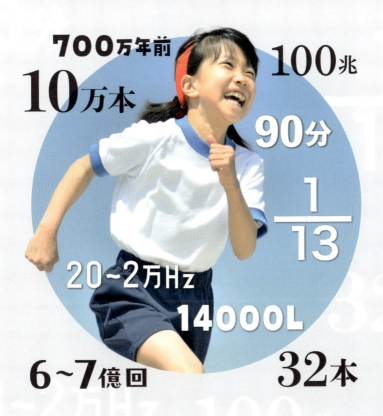

700万年前
10万本
100兆
90分
$\frac{1}{13}$
20〜2万Hz
14000L
6〜7億回
32本

［監修］東京理科大学栄誉教授　藤嶋 昭

北野書店

からだの
たくさんの
「びっくり！」

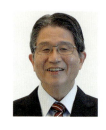

東京理科大学栄誉教授
藤嶋　昭

食べること、からだを動かすこと、考えること、いろいろな気持ちになること、ねむること…。あまり気にしたことがないかもしれませんが、すべてからだのいろいろなところがはたらいているからできることです。

この本では、からだのはたらきを、びっくりの「数」で紹介しています。骨や歯の数、食べたものがどうなるのか、血液やねむりのひみつなど、おどろきの「数」がたくさん出ています。ぜひからだのすごいはたらきを知ってください。

　人間のからだには、まだまだわかっていないこともたくさんあります。なぜ？どうして？と思う気持ちを大切にしてください。これからよく調べ、観察していくことで、大発見につながるかもしれませんよ。

藤嶋 昭

東京大学大学院博士課程修了、工学博士。1967年、酸化チタンを使った「光触媒反応」を世界で初めて発見。1986年東京大学教授、2005年東京大学特別栄誉教授。2010年東京理科大学学長、2018年東京理科大学栄誉教授。受賞歴は1983年朝日賞、2003年紫綬褒章、2004年日本国際賞、2010年文化功労者、2012年トムソン・ロイター引用栄誉賞、2017年文化勲章など。川崎市名誉市民、豊田市名誉市民。

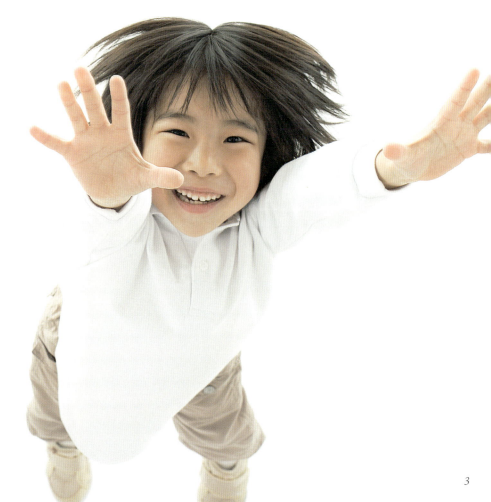

もくじ

からだのたくさんの「びっくり!」
藤嶋　昭 ………………………… 2

■からだを動かす…骨と筋肉 ……5

骨の数は約200 …………………… 6

骨の長さは約3mm～40cm ……… 8

筋肉は約650種類 ………………… 10

筋肉の重さは体重の約1/2 ……… 12

▶骨のなるほど! ………………… 14

■食べる、取りこむ…消化器 …15

大人の歯は32本 ………………… 16

胃がふくらむのは、約30倍 …… 18

消化管の長さは、身長の約5倍 … 20

小腸の表面積は、テニスコート1面分 … 22

腸内の細菌は、約100兆 ……… 24

食べ物がからだに入ってから
出るまで短くて30時間 ………… 26

消化器のはたらき ……………… 28

▶消化器のなるほど! …………… 30

■吸いこむ…呼吸器 ……31

1日に吸う空気の量は、約14000L … 32

一生の呼吸数は、6～7億回 …… 34

肺の肺胞の数は約7億 ………… 36

声の高さは100～1000Hz（ヘルツ）… 38

▶呼吸器のなるほど! …………… 40

■からだを流れる…循環器 ……41

拍動は1日に約10万回 ………… 42

血管の長さは、地球2周以上 … 44

血液の量は、体重の約1/13 …… 46

血液の寿命、赤血球は約120日 ……… 48

血液型の分類は、4つ ………… 50

大人のリンパ液は約2L ………… 52

▶循環器のなるほど! …………… 54

■からだの司令塔…脳 ……55

脳の重さは約1300g …………… 56

記憶の種類は、短期と長期の2種類 … 58

大脳皮質の細胞は約140億 …… 60

伝わる信号は、最高時速360km … 62

ねむりの周期は約90分 ………… 64

▶脳のなるほど! ………………… 66

■感じる…感覚器 ……67

見える光は約380～780nm（ナノメートル）68

聞こえる音は20～2万Hz（ヘルツ）……… 70

においを感じる細胞は1000万個 … 72

感じる味は、おもに5種類 …… 74

皮膚が感じるのは、おもに5種類 … 76

皮膚のはたらき ………………… 78

頭髪は、平均約10万本 ………… 80

1日にのびる長さ
頭髪約0.3～0.4mm、つめ約0.1mm … 82

▶感覚器のなるほど! …………… 84

■からだをつくる…細胞・ヒトの誕生 ……85

細胞の数は、およそ37兆 …… 86

ヒトの染色体は、23組46本 …… 88

ヒトが誕生したのは約700万年前 ……… 90

からだの状態がわかる健康診断の「数」…92

4

からだを動かす…骨と筋肉

からだを支えているのが骨、からだを動かすのが筋肉です。たくさんの種類の骨と筋肉が、機能的にはたらいています。

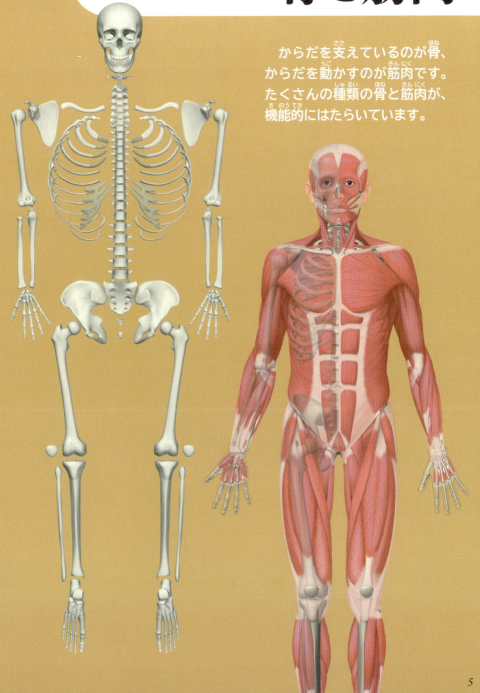

からだを動かす… 骨と筋肉

骨の数は約200

わたしたちヒトの骨の数は約200です。赤ちゃんのときは約350もの骨がありますが、成長するにしたがって骨と骨が結合し、太く強くなります。大人では、約200の骨がからだを支えています。尾骨（尾椎）のように、人によって数がちがう（3～5）骨もあります。骨の数は、年齢によって、また人によってちがいます。

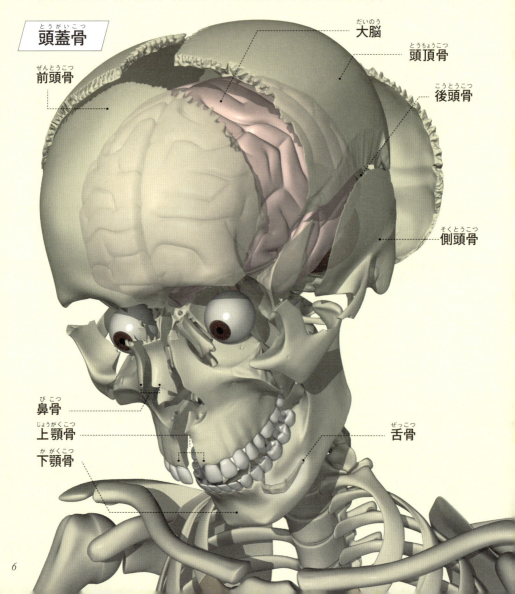

頭蓋骨
前頭骨
大脳
頭頂骨
後頭骨
側頭骨
鼻骨
上顎骨
下顎骨
舌骨

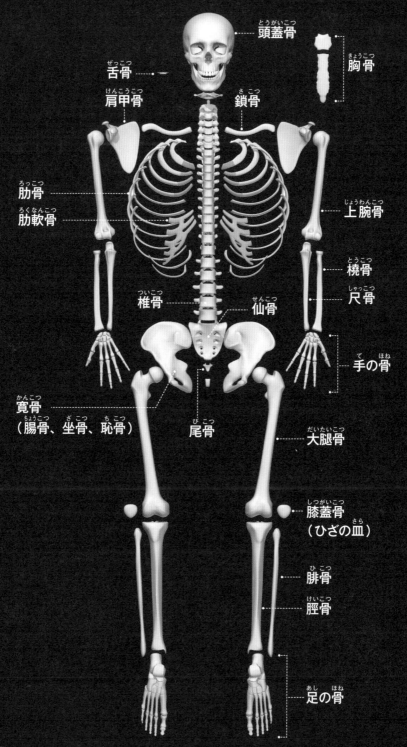

骨は、頭蓋骨や脊椎（椎骨が連結したもの・背骨）を中心にして左右対称です。

からだを動かす…骨と筋肉

骨の長さは約3mm～40cm

からだには約２００の骨がありますが、一番小さな骨は耳のおくにある耳小骨のあぶみ骨で、長さは約3mmです。耳小骨は音を伝えるはたらきをします。一番長い骨は大腿骨で、大人だと長さ４０cm、直径は３cmほどになります。骨はいろいろな形をしていて、それぞれが動きを助けるはたらきをしています。

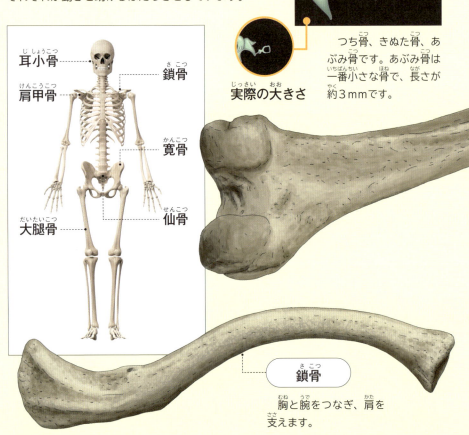

つち骨、きぬた骨、あぶみ骨です。あぶみ骨は一番小さな骨で、長さが約3mmです。

実際の大きさ

耳小骨
肩甲骨
鎖骨
寛骨
仙骨
大腿骨

鎖骨
胸と腕をつなぎ、肩を支えます。

骨は、しなやかなコラーゲン線維と、かたいカルシウムでできています。

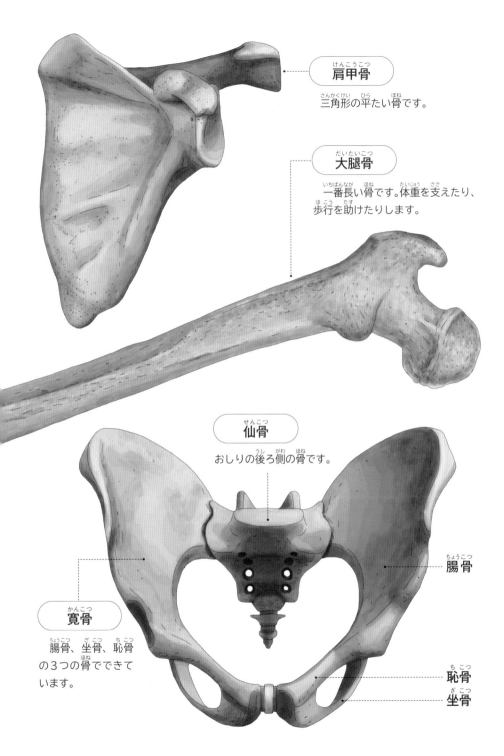

肩甲骨（けんこうこつ）
三角形の平たい骨です。

大腿骨（だいたいこつ）
一番長い骨です。体重を支えたり、歩行を助けたりします。

仙骨（せんこつ）
おしりの後ろ側の骨です。

寛骨（かんこつ）
腸骨、坐骨、恥骨の3つの骨でできています。

腸骨（ちょうこつ）

恥骨（ちこつ）

坐骨（ざこつ）

内臓などの臓器は、骨にかこまれています。脳は頭蓋骨、心臓や肺は肋骨に守られています。

からだを動かす… 骨と筋肉

筋肉は約650種類

　私たちのからだを動かすのは、筋肉です。顔から首の筋肉は、ものを食べるときにはたらいたり（咀嚼筋）、表情をつくるはたらきをしています（表情筋）。からだを動かすのは、骨と骨を結びつけている筋肉（骨格筋）です。骨格筋がちぢんだりのびたりして骨を動かします。ヒトのからだには、約650種類の筋肉があります。

顔の筋肉

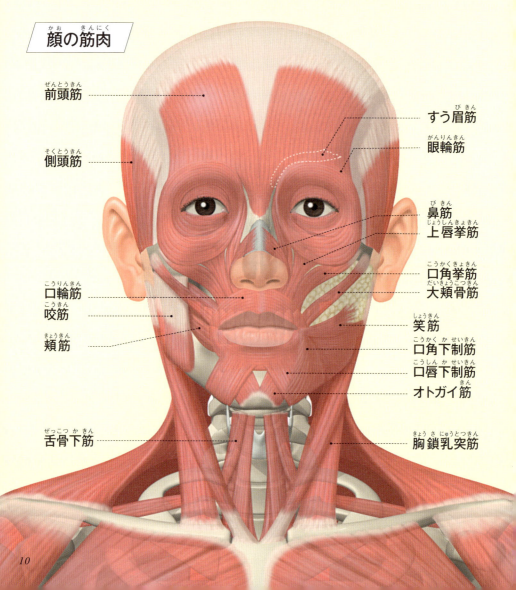

前頭筋
側頭筋
口輪筋
咬筋
頬筋
舌骨下筋

すう眉筋
眼輪筋
鼻筋
上唇挙筋
口角挙筋
大頬骨筋
笑筋
口角下制筋
口唇下制筋
オトガイ筋
胸鎖乳突筋

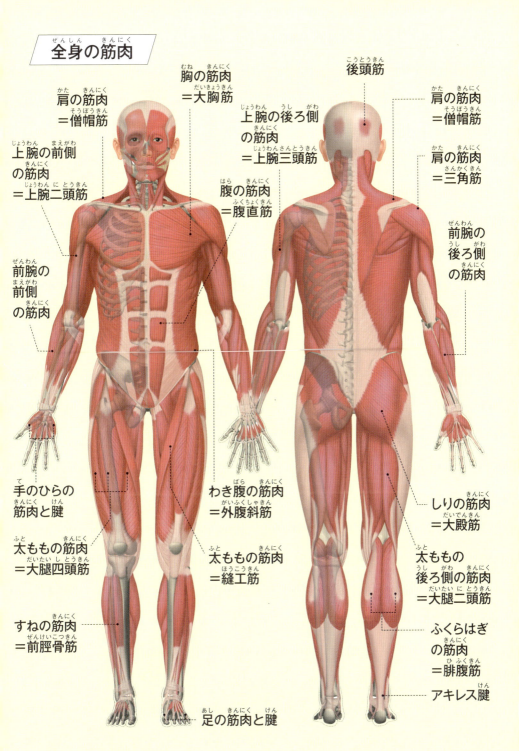

からだを動かす… 骨と筋肉

筋肉の重さは体重の約 $\frac{1}{2}$

　６５０種類ほどある全身の筋肉の重さは、体重の約半分になります。骨にくっついて関節を動かす筋肉が骨格筋、皮膚にくっついて表情などをつくるものが皮筋です。内臓を動かす心筋や平滑筋は、無意識に動きます。体重の約半分が筋肉で、体重の２割弱が骨です。筋肉と骨は、からだを動かす重要なはたらきをしています。

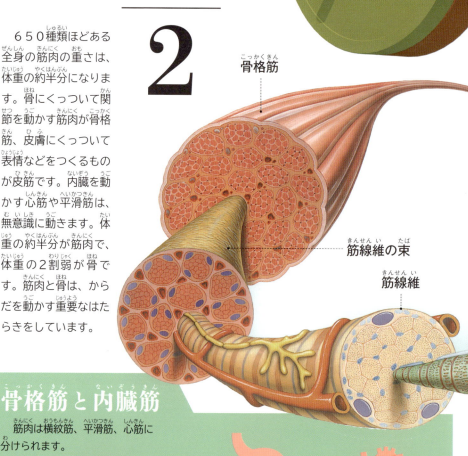

骨格筋

筋線維の束

筋線維

骨格筋と内臓筋

筋肉は横紋筋、平滑筋、心筋に分けられます。

横紋筋
骨格筋の筋肉で、素早く力強く動きます。

平滑筋
胃や腸、血管などをつくる筋肉です。

心筋
心臓の筋肉です。休みなく動き続けます。

運動などで筋線維の一部が切れますが、少し太くなって修復されるので、筋肉が大きくなります。

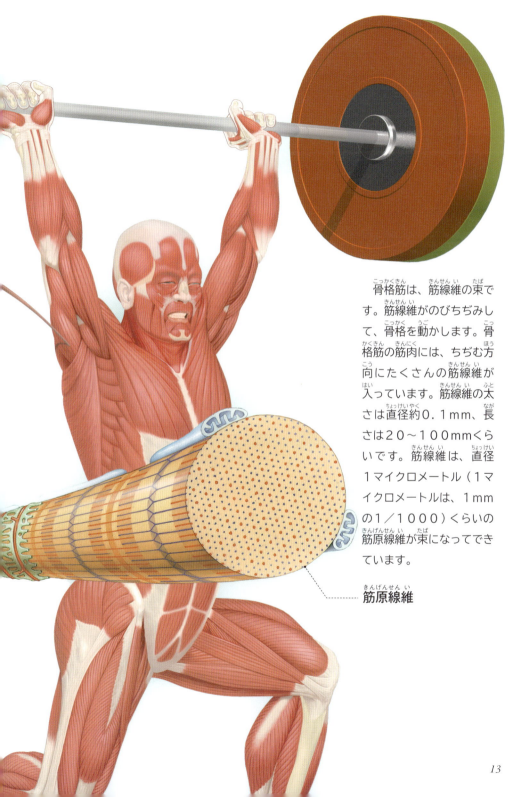

骨格筋は、筋線維の束です。筋線維がのびちぢみして、骨格を動かします。骨格筋の筋肉には、ちぢむ方向にたくさんの筋線維が入っています。筋線維の太さは直径約0.1mm、長さは20〜100mmくらいです。筋線維は、直径1マイクロメートル（1マイクロメートルは、1mmの1／1000）くらいの筋原線維が束になってできています。

筋原線維

からだを動かす… **骨と筋肉**

骨のなるほど！

骨はこわされつくられている

骨は、つねにつくりなおされています。骨をこわすのは破骨細胞、骨をつくるのは骨芽細胞です。毎日骨をつくりかえ、必要があれば形を変えたりして、よりじょうぶな骨になります。

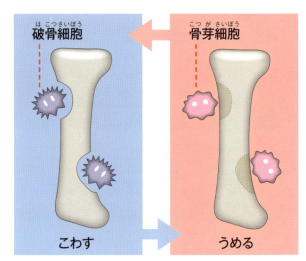

赤ちゃんにある「大泉門」

赤ちゃんの頭蓋骨はしっかりとつながっていないで、変形できるしくみがあります。骨と骨の間にはすき間があり、ひたいの上に「大泉門」、後頭に「小泉門」などがあります。

軟骨は、関節をつなぎ、成長にかかわる

軟骨は、耳の骨などのやわらかい骨です。関節の骨と骨の表面の軟骨は、動きをスムーズにします。また、軟骨は、子どもの足などにあり、分裂してふえてかたい骨に置きかわり、骨が成長します。

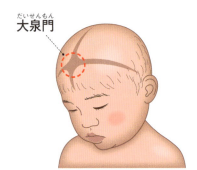

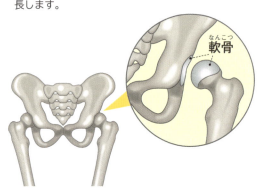

14

食べる、取りこむ…消化器

わたしたちのからだは食べ物を細かくし消化して栄養を吸収します。この消化と吸収にはたらく内臓を消化器といいます。

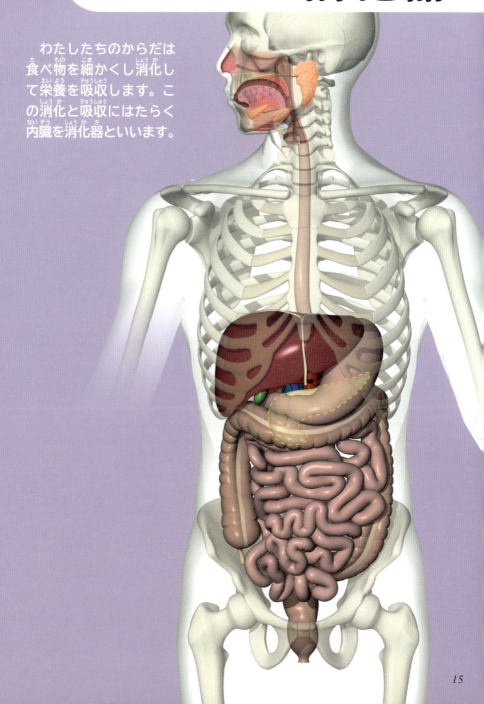

食べる、取りこむ… 消化器

大人の歯は32本

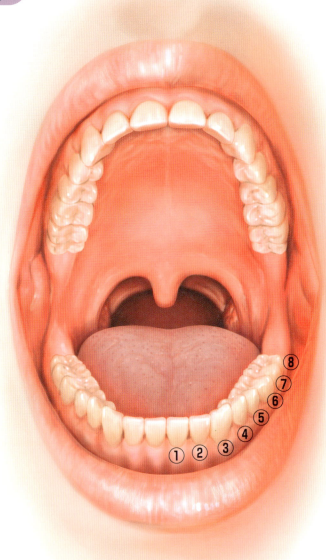

上下のあごの片側には、切歯2本、犬歯1本、小臼歯2本、大臼歯3本がならんでいます。種類によって歯の上の部分（歯冠）や歯の根（歯根）の様子がちがいます。

歯は、上あごと下あごに、かみ合うようにならんでいます。大人の歯は、32本あります。食べ物は、歯によってかみくだかれ、唾液とまぜられながらすりつぶされます。歯のおもな役割は、食べ物を細かくし、消化、吸収をしやすくすることです。力を入れるときに食いしばったり、発音をはっきりさせる役割もあります。

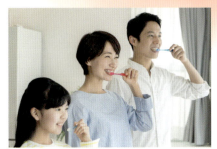

歯みがきは、細菌を減少させ、細菌が原因で引き起こされる虫歯や歯周病の予防に効果があります。

16 　一番奥の大臼歯（右上の図の⑧）が20歳過ぎに生える「おやしらず」です。生えない人もいます。

役割がちがう4種類の歯

　歯は、4種類に分けられます。食べ物をかみ切るのは、切歯や犬歯です。小臼歯や大臼歯は、かみ切られた食べ物を細かくくだき、すりつぶします。

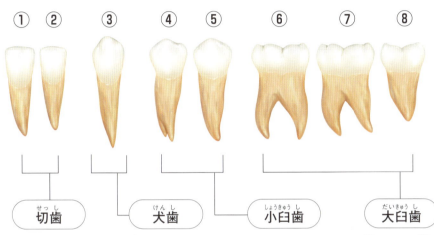

切歯
のみの刃のような形をしています。食べ物をかみ切ります。左右合わせて下あごに4本、上あごに4本あり、全部で8本あります。

犬歯
先がとがっていて、食べ物をさしたりひきちぎったりします。左右合わせて下あごに2本、上あごに2本あり、全部で4本あります。

小臼歯
おもに、ハンマーのように食べ物をくだきます。左右合わせて下あごに4本、上あごに4本あり、全部で8本あります。

大臼歯
臼のような形をしています。食べ物をすりつぶします。左右合わせて下あごに6本、上あごに6本あり、全部で12本あります。

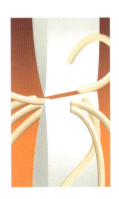
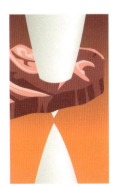
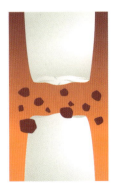
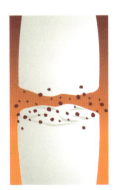

ヒトの歯が生えかわるのは、1回です。2歳半〜3歳ごろに、20本の歯が生え、6歳ごろから永久歯が生え始めます。

食べる、取りこむ… 消化器

胃がふくらむのは、約30倍

　胃は、食べたものが食道を通り、一時的にためられる場所です。筋肉でできていて、袋のような形をしています。空腹のときは、容量が約５０ｍＬくらいですが、食べ物が入ると約１５００ｍＬくらいまでひろがり、容量が約３０倍にもなります。胃では、食べ物が胃から出る胃液とまぜあわされて、１～３時間ほどで十二指腸へ運ばれます。

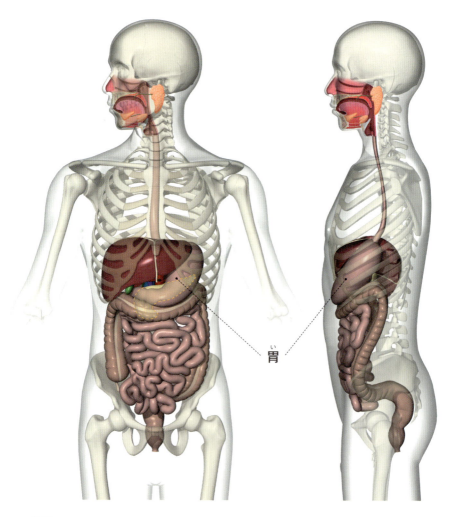

胃

18　大食いをした場合、大人でも胃の容量は3000mLほどが限界だといわれています。

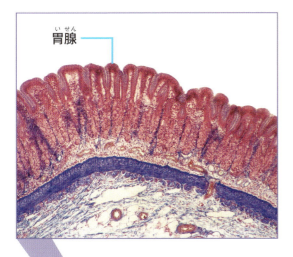

胃の粘膜のつくり

粘膜には管のような胃腺があり、胃液を分泌します。胃液は強い酸性で、たんぱく質をとかします。胃は、胃の細胞がこわされないように、胃腺から出る粘液で膜をつくり、粘膜を守っています。

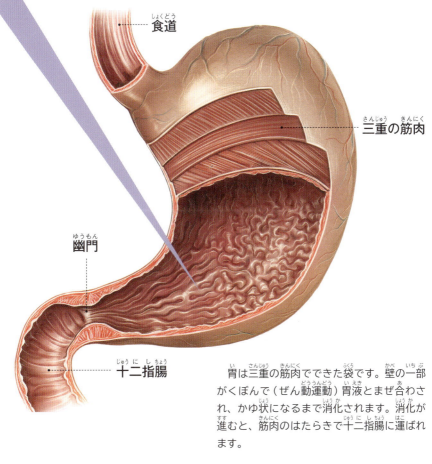

胃は三重の筋肉でできた袋です。壁の一部がくぼんで（ぜん動運動）胃液とまぜ合わされ、かゆ状になるまで消化されます。消化が進むと、筋肉のはたらきで十二指腸に運ばれます。

胃潰瘍は、胃液と胃を守る粘液のバランスがくずれ、胃が胃液で消化される病気です。

19

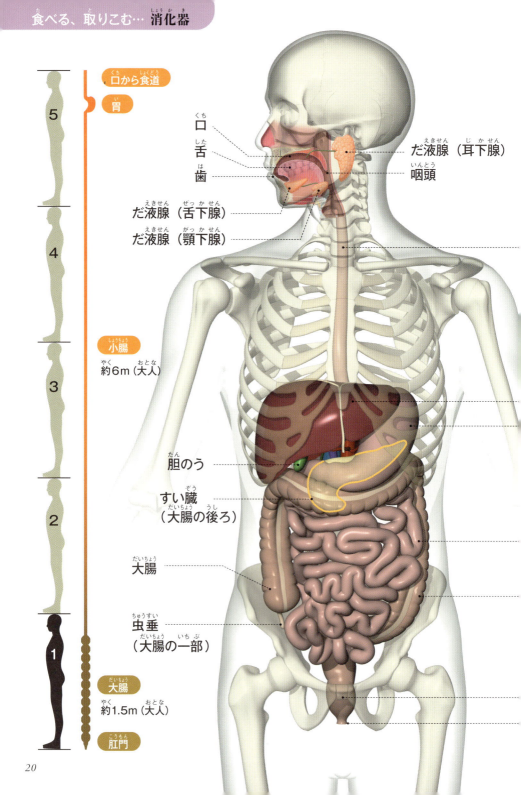

消化管の長さは、身長の約5倍

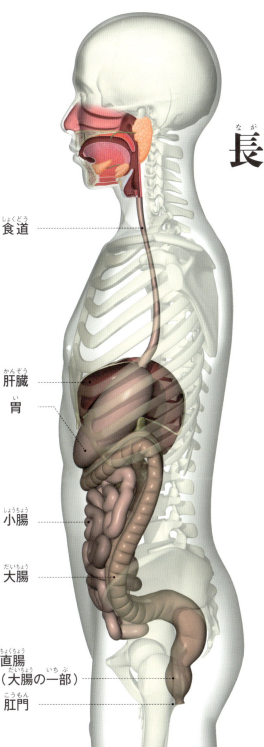

- 食道
- 肝臓
- 胃
- 小腸
- 大腸
- 直腸（大腸の一部）
- 肛門

　人はエネルギーやからだをつくる栄養を食べ物から取り入れます。食べたものは消化され、からだに必要な成分を体内に吸収します。消化にかかわる、口から肛門までの長い管が消化管で、その長さは身長の約5倍です。消化を助ける消化液を分泌するはたらきをするのが、だ液腺、すい臓、肝臓などです。口や胃で細かくなった食べ物は、消化され、長さ約6mの小腸でアミノ酸、ブドウ糖、脂肪酸などが吸収されます。長さ約1.5mの大腸では水分が吸収され、残りが便や尿としてからだから出ます。

食べる、取りこむ…消化器

小腸の表面積は、テニスコート1面分

胃から運ばれた食べ物は、小腸の中を運ばれながら、粘膜から分泌される消化酵素でさらに細かくされ、吸収されます。いろいろな栄養を効率よく吸収するために、小腸の粘膜には輪状ひだがあり、その上に細かいじゅう毛が無数にならび、表面積が広くなっています。小腸の粘膜のじゅう毛を広げると、テニスコート（約200m²）ほどになります。

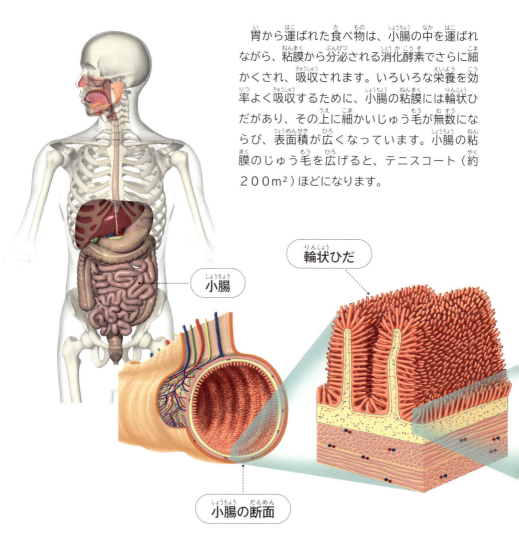

小腸
輪状ひだ
小腸の断面

小腸は十二指腸（胃から30cmほど）、空腸（前半の2/5）、回腸（残り3/5ほど）に分けられます。

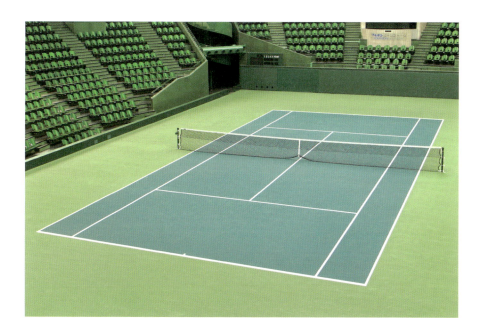
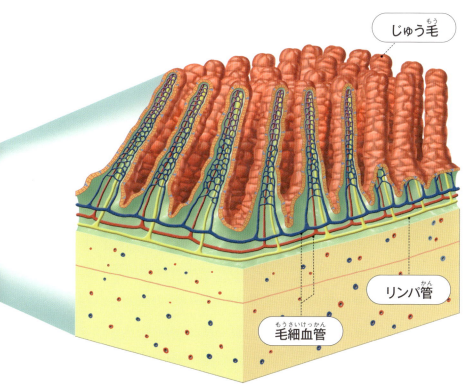

食べる、取りこむ…消化器

腸内の細菌は、約100兆

小腸、大腸の中には、数百種類の細菌が約100兆もすんでいるといわれています。腸内細菌は、分解された食べ物のかすからできた栄養分を食べて生きています。腸内細菌によって乳酸、酢酸、ビタミンのなかまなどがつくられ、消化を助ける重要な役割をはたしています。腸内細菌の種類や量は人によってちがいます。

健康を支える細菌と害になる細菌

腸内細菌には、健康を支える細菌と、健康を害する細菌があります。下の写真は、電子顕微鏡で撮影し、色をつけたものです。

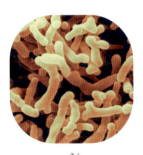

ビフィズス菌

乳酸菌などとともに、腸の環境を整えます。糖類を分解し、ビタミンのなかまをつくります。大きさは約1マイクロメートル（1マイクロメートルは、1mmの1／1000）です。

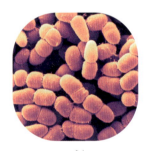

ウェルシュ菌

食べ物のかすをくさらせ、有害なガスや毒素を出します。おならや大便のくさいにおいのもとになります。長さは3〜9マイクロメートル（1マイクロメートルは、1mmの1／1000）です。

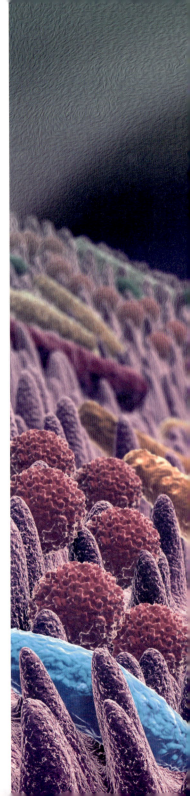

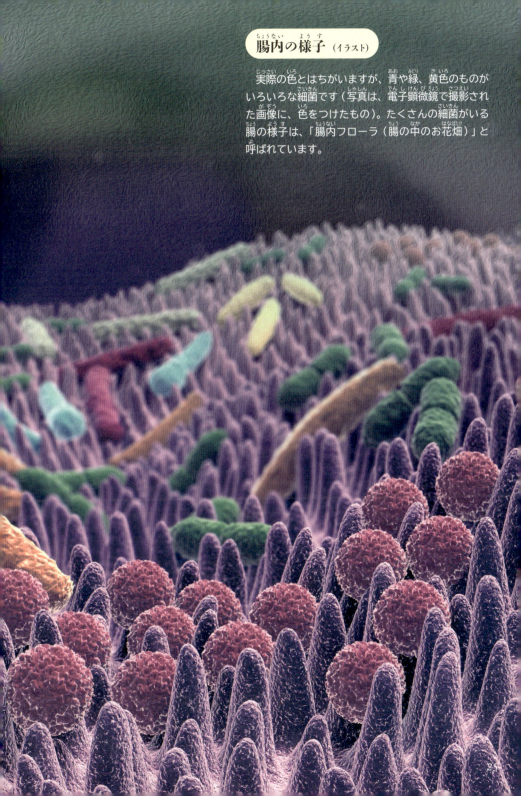

腸内の様子 (イラスト)

実際の色とはちがいますが、青や緑、黄色のものがいろいろな細菌です（写真は、電子顕微鏡で撮影された画像に、色をつけたもの）。たくさんの細菌がいる腸の様子は、「腸内フローラ（腸の中のお花畑）」と呼ばれています。

食べる、取りこむ…消化器

食べ物がからだに

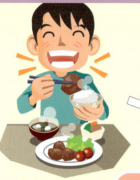

食べ物は、口の中で歯で細かくくだかれ、だ液とまぜ合わされ、食道から胃に送られます。

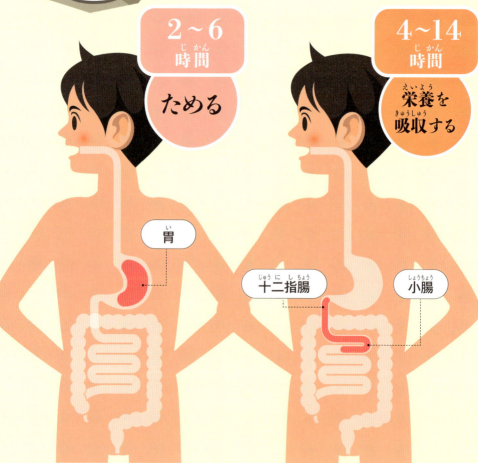

2～6時間　ためる

4～14時間　栄養を吸収する

胃

十二指腸

小腸

食べたものをためて、胃液とまぜます。ためた食べ物がくさらないように、強い酸を出して細菌がふえるのをふせいでいます。
（図の赤い部分は、食べ物が通過する様子）

十二指腸（小腸の最初の部分）では、肝臓、胆のう、すい臓から送られた消化液を食べ物とまぜ合わせ、小腸で栄養分を吸収します。

だ液は、味やにおいの刺激を受けたりして、1日に約1L分泌されます。

26

入ってから出るまで短くて30時間

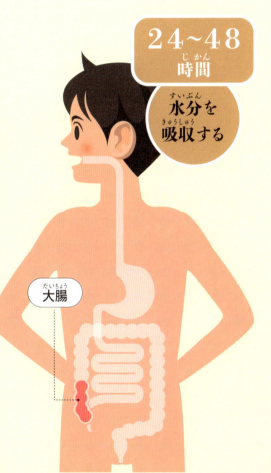

24〜48時間

水分を吸収する

大腸

小腸で吸収されたあとの、のこりの水分やアミノ酸などを吸収して大便をつくります。小腸と大腸の壁は、収縮してくびれをつくり、内容物を動かします。

口から入った食べ物が、消化され、栄養が吸収されて大便として出てくるまでは、短くて約30時間といわれています。胃で2〜6時間胃液とまぜられ、十二指腸と小腸で4〜14時間かけて栄養を吸収されます。大腸では、24〜48時間の間、水分などが吸収されます。

大便の内容

大便は水分、腸内細菌や食べ物のかす、腸の壁からはがれた細胞などです。

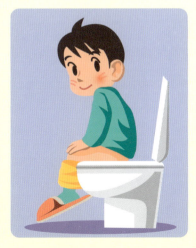

大便になるのは食べ物の10％くらいといわれています。食物繊維が多いと、大便は多くなります。

27

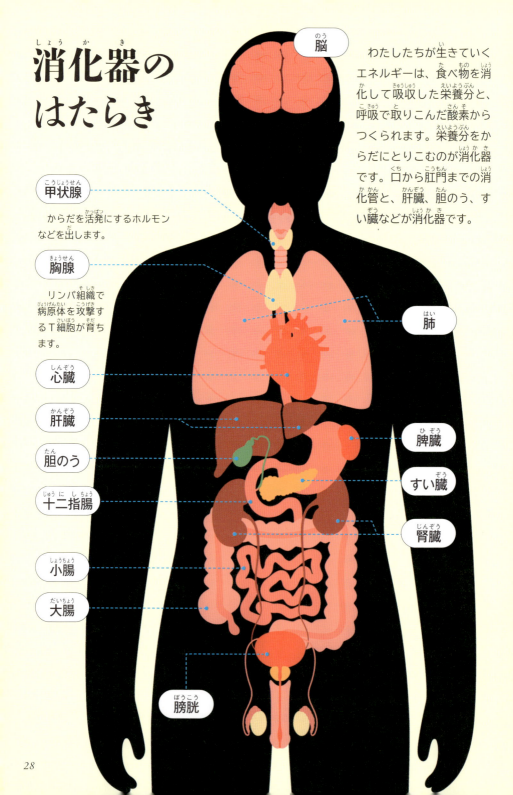

食べ物の流れ

口から入った食べ物は細かくかみくだかれ、食道からまず胃に運ばれます。

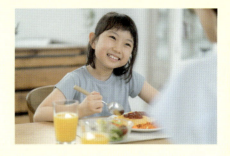

胃 → **食べ物をためる**
一時的に食べ物をためます。胃液とまぜ合わされ、食べ物をかゆ状にします。

十二指腸 → **消化液で分解する**
肝臓や胆のう、すい臓からの消化液とまぜ合わされ、消化が始まります。

小腸 → **栄養分を吸収する**
食べ物にふくまれる栄養分を吸収します。6mほどの長さがあります。

大腸 → **水分を吸収する**
食べ物の水分を吸収し、残りを肛門から大便として出します。

肝臓 — **からだの化学工場**
小腸や大腸で吸収された栄養分は、血液で肝臓に運ばれ、からだに必要な物質に加工されます。そのほか、有毒な物質を解毒するなどの役割もしています。

腎臓・膀胱 — **おしっこをつくる**
おしっこをつくります。おしっこは、膀胱にためられ、出されます。

すい臓 — **消化液、ホルモンを出す**
栄養素を分解するすい液を十二指腸に出します。血液中の糖の量をコントロールするホルモンを出します。

脾臓 — **血液をこわす**
血液をためこみます。血液中の病原菌とたたかったり、古くなった赤血球をこわしたりします。

29

消化器のなるほど！

バランスのいい食事

「日本人の食事摂取基準」（厚生労働省）は、年齢、性別ごとにエネルギーや栄養素の摂取基準を示しています。エネルギー、たんぱく質、脂質、炭水化物、ビタミン、ミネラル（カリウムやカルシウムなど）を満たした食事が、バランスがいい食事です。

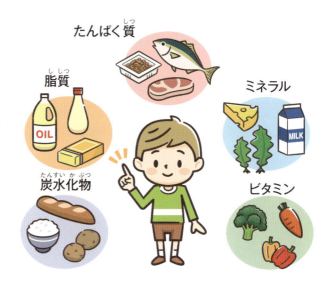

最大の内臓、肝臓

肝臓はからだで最も大きい臓器で、大人では1.5kgほどになり、吸収された栄養素をからだに必要な物質に加工したりします。肝臓は半分切り取られても、肝細胞の再生能力で、もとの大きさになるといわれています。

うんち、おしっこのひみつ

うんち（大便）の色は、胆のうから出る胆汁の色素によるものです。肉を多く食べると黒っぽく、野菜が多いと黄色っぽくなります。おしっこの色も胆汁によるもので、水分を多くとるとうすく透明に近くなります。

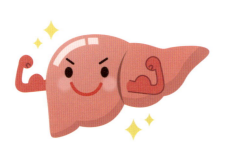
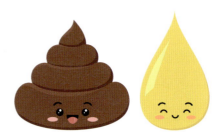

吸いこむ…呼吸器

鼻や口、喉、気管、肺などが呼吸器です。酸素を取りこんでエネルギーをつくり、二酸化炭素を排出します。

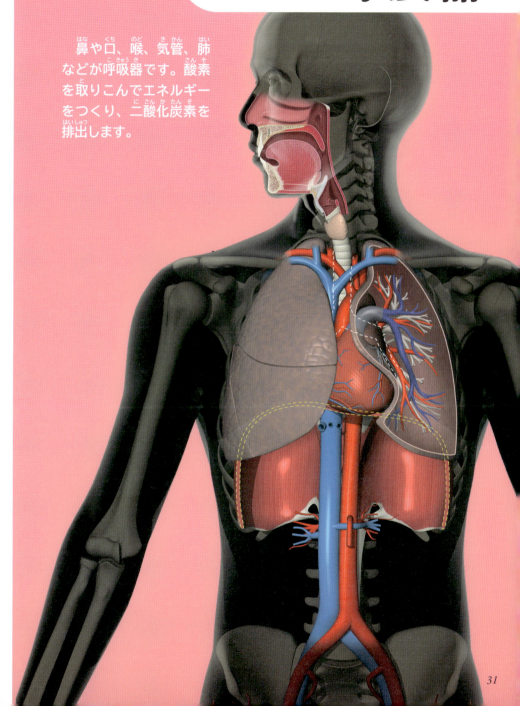

吸いこむ… 呼吸器

1日に吸う空気の量は、

約14000L

　ヒトが、1日に吸う空気の量は、体重50kgだと平均14000Lといわれています。直径3mの球くらいの量で、2Lのペットボトルだと7000本にもなります。ヒトのからだのエネルギーは、食べ物からつくられたものと、空気の中の酸素をつかってつくったものがあります。空気中の酸素をからだに取りこむことを、呼吸といいます。

吸う空気と はく空気

　ヒトが吸う空気には酸素が約21％ふくまれています。酸素は肺を使ってからだに取りこまれます。はく息は、約21％あった酸素が4％へり、約0.04％だった二酸化炭素がふえて、約4％になります。

吸う息（吸気）

二酸化炭素
0.04%

酸素
20.9%

窒素
約79%

はく息（呼気）

二酸化炭素
4.1%

酸素
16.9%

窒素
約79%

32　窒素の約79％は、窒素78.1％のほかに、アルゴンなどをふくんだ数字です。

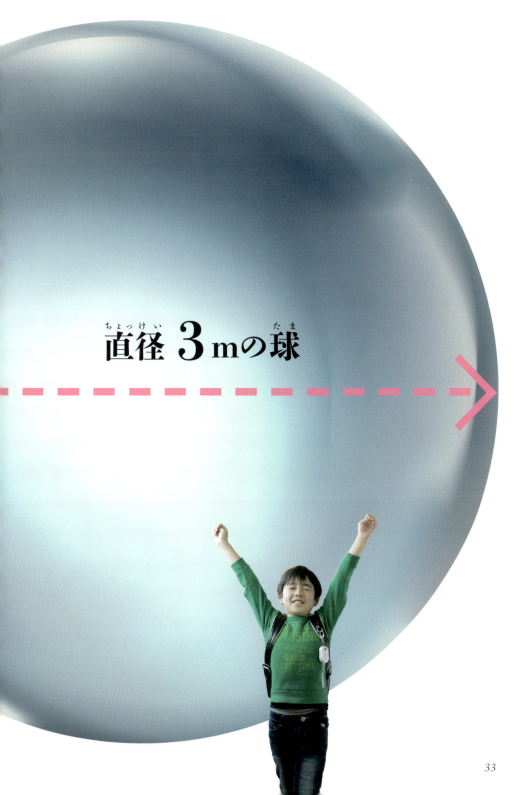

吸いこむ… 呼吸器

一生の呼吸数は、6〜7億回

ヒトの、80歳くらいまでの呼吸数は、6〜7億回といわれています。からだのエネルギーをつくる酸素を呼吸によって取り入れていて、呼吸を止めることはありません。ねむっているときも、動いている心臓と同じように、脳からの指令で、自動的に呼吸を続けています。

1分間12〜20回

呼吸は、無意識な状況で1分間に約12〜20回行われます。運動などにより、より多くの酸素を必要とする場合には、回数が多くなり、より深い呼吸を行います。

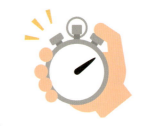

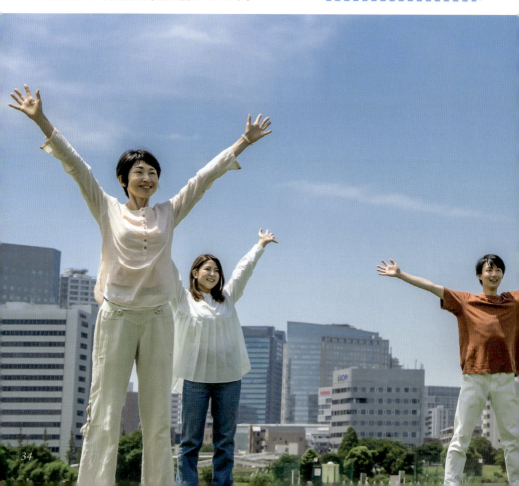

1日20000〜25000回

運動時と安静時で変わりますが、平均すると1日の呼吸数は20000〜25000回といわれています。熱などがあったりすると呼吸の回数は多くなります。

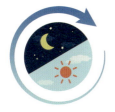

年齢によって変わる呼吸数

呼吸数は、年齢によって変わります。赤ちゃんは、1分間に40回くらいの呼吸をします。からだが小さく、1回に取りこむ酸素が少ないので、呼吸数を多くして必要な酸素を取りこんでいます。小学生の呼吸数は、平均すると1分間に20回くらいです。年齢が上がると、呼吸数の平均も下がっていきます。

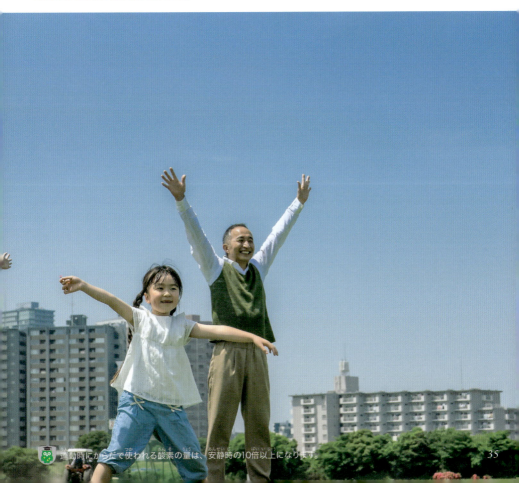

運動時にからだで使われる酸素の量は、安静時の10倍以上になります。

吸いこむ… 呼吸器

肺の肺胞の数は約7億

　息を吸い、はく呼吸の間に、肺で空気中の酸素と血液中の二酸化炭素が交換されます。酸素をもらった血液は、全身の細胞に送られます。肺にはブドウの房のような肺胞という袋と、肺胞をかこむ毛細血管があり、酸素と二酸化炭素を交換します。肺胞の数は、左右の肺合わせて約7億といわれています。（5億、10億という研究もあります。）

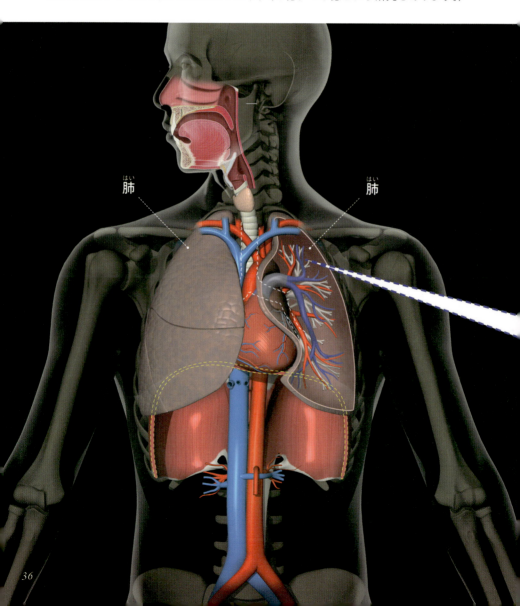

肺胞を広げると約 100m²

肺胞を全部広げると、10m×10mの広さになります。路線バスが4台ならんだくらいの広さです。

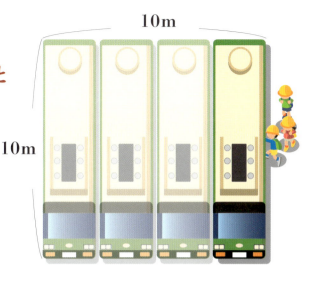

10m
10m

肺胞

ひとつの肺胞の大きさは直径0.1mmくらいです。毛細血管の網で包まれています。

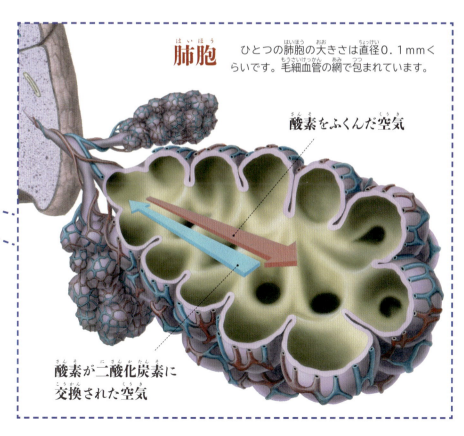

酸素をふくんだ空気

酸素が二酸化炭素に交換された空気

肺胞の表面を取りかこむ毛細血管と、肺胞との間で、酸素と二酸化炭素のガス交換が行われます。

37

吸いこむ… 呼吸器

声の高さは 100~1000Hz(ヘルツ)

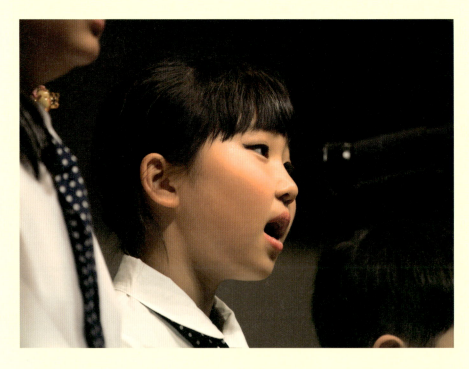

　人間の声の高さは約100～1000Hz（ヘルツ）で、男の声は平均100Hz、女の声は平均1000Hzといわれています。Hz（ヘルツ）は1秒間の音の振動数を表し、数が大きいほど高い音です。のどにある声帯をふるわせて出る音がのどや口の中を通り、声として外に出てきます。声帯の出す音は、口の開き方やくちびるの動きなどで、ひびき方が変わって、いろいろな声になります。

男は、13歳くらいになると、声帯がある甲状軟骨がでっぱり、声帯がのびて声が低くなります（声がわり）。

声帯がふるえて声が出る

甲状軟骨の内側の気管には、左右一対の声帯があり、そのすき間を声門といいます。声を出すときには声門が閉じられますが、息がそのわずかなすき間から声帯をふるわせて出ることによって、声になります。

甲状軟骨（のどぼとけ）

声帯
声門（気管）
前　後ろ

声を出しているとき

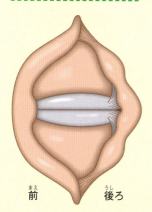

前　後ろ

息が、閉じられた声門のわずかなすき間を通り、声帯をふるわせます。

高い声を出しているとき

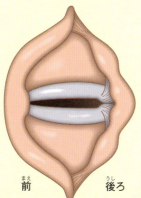

前　後ろ

声帯が前後に引っぱられます。声門は少し開かれてふるえ、声を出します。

ひそひそと声を出しているとき

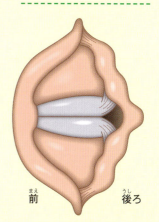

前　後ろ

ひそひそした声はおもに息がつくります。声門の前は閉じて、後ろだけが開きます。

ソプラノ歌手は、約2000Hzの高い声を出すことができます。

吸いこむ… 呼吸器

呼吸器のなるほど！

横隔膜が肺を広げる

息を吸うときは肺を広げ、空気を入れます。肺を広げるのは、肺の下にある横隔膜や、肋骨の間の肋間筋という筋肉です。1回の呼吸で約500mLの空気が出入りしますが、力いっぱい空気を吸うと、肺は約5000mLまで広がります。

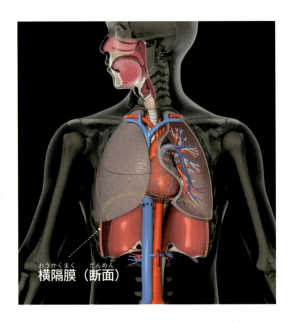

横隔膜（断面）

止められない呼吸

ねむっている間も呼吸は止まりません。心臓と同じように、脳（呼吸中枢）からの命令で自動的に呼吸しています。呼吸中枢がこわれると、呼吸は止まってしまいます。

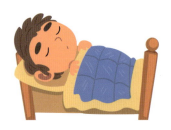

皮膚呼吸のひみつ

わたしたちヒトは、肺で呼吸します。また、わずかですが皮膚でも呼吸していますが、全体の約0.6％です。両生類のカエルは、肺呼吸と皮膚呼吸が約半分ずつです。

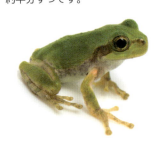

からだを流れる… 循環器

循環器は、心臓や血管、リンパ管などで、血液やリンパ液などの体液を体内で循環させます。

血管（44ページ）とリンパ管（52ページ）は、それぞれ独立したネットワークで全身にはりめぐらされています。首のあたりの静脈で合流します。

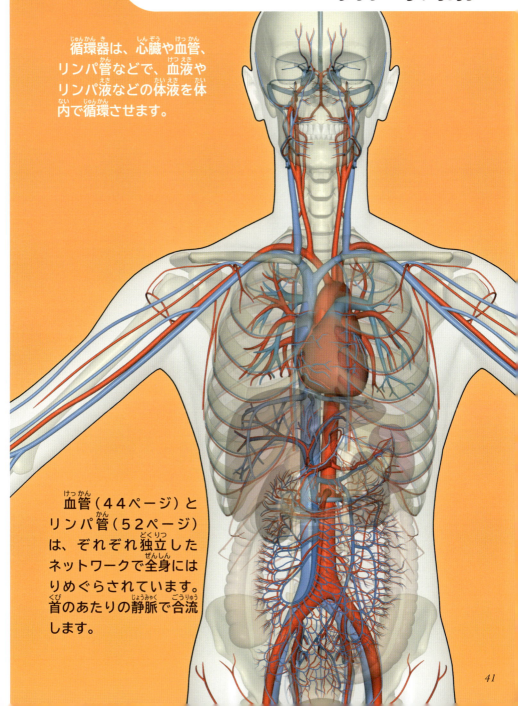

からだを流れる… 循環器

拍動は1日に約10万回

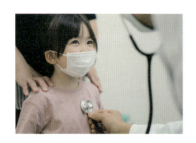

心臓は、規則正しく全身に血液を送り出しています。この運動を拍動（脈）といいます。拍動はふつう1分間に約70回、1日で約10万回になります。心臓に血液が出入りするときに心臓の弁が開いたり閉じたりします。聴診器では、おもに弁が閉じる音を確認します。生きるため必要な栄養や酸素は、血液によって全身に運ばれます。

心臓のつくり

全身からの血液を肺に送る右心房・右心室、肺からの血液を全身に送る左心房・左心室の4つの部屋があります。

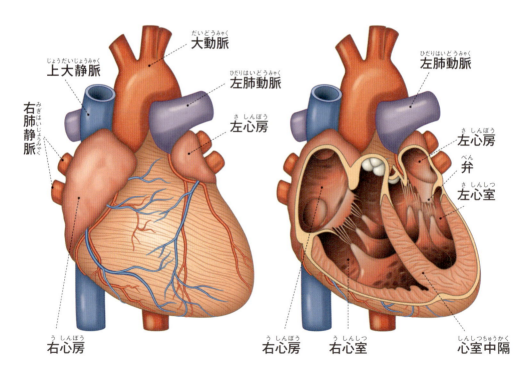

心臓は、胸の中央からやや左よりにあります。大きさはにぎりこぶしほどです。

心臓の動き

心臓は筋肉でできています。筋肉がのびたりちぢんだりすることで、心臓の中の血液を送り出します。

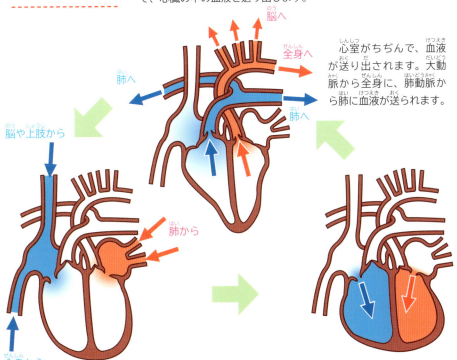

心室がちぢんで、血液が送り出されます。大動脈から全身に、肺動脈から肺に血液が送られます。

血液は、心房から心室に送られます。

血液が心臓に戻ってきます。全身からは大静脈を通り、肺からは肺静脈を通って血液が心臓に運ばれます。

拍動数と寿命

動物の一生の拍動数は、どんな動物でも約20億回といわれています。からだが大きい動物ほど少なく、小さな動物ほど多くなるので、小さな動物は寿命が短くなります。ゾウの寿命は60年くらいで、哺乳類最小のトガリネズミの寿命は1年ほどです。

運動をするときは、糖分や酸素を血液によって多く運ぶため、心臓の動きが速くなります。

からだを流れる… 循環器

血管の長さは、地球 2周以上

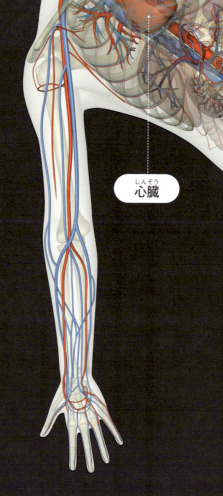

心臓

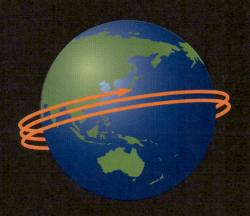

からだの活動に必要な酸素や栄養は、血液で運ばれます。血液は、心臓から、からだにはりめぐらされた血管を通り、細胞にとどけられ、また血管を通って心臓にもどってきます。毛細血管までのすべての血管をつなぎ合わせると、その長さは約１０万ｋｍ、地球約２周半になるといわれています。

動脈は、心臓からおし出された血液が脈を打ちながらいきおいよく流れ、血管の壁には弾力があります。

動脈
心臓から出て、毛細血管までの血液が通る血管です。からだに送る酸素が多く、赤い色で示しています。

静脈
毛細血管から心臓にもどる、血液が通る血管です。二酸化炭素が多い、静脈血が流れます。青で示しています。

毛細血管
からだのすみずみまで、網目状の毛細血管がはりめぐらされています。

静脈の血液は、まわりからおされることでゆったりと流れます。ところどころに逆流をふせぐ弁があります。

45

からだを流れる… 循環器

血液の量は、体重の約 1/13

血液の成分

血液の赤い色は、赤血球の色です。赤血球は血液の約44％、残りのほとんどは、血管をみたす水分の血しょうです。

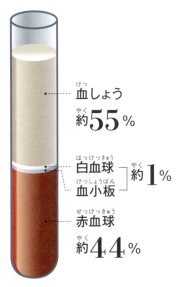

血しょう 約55％
白血球
血小板 } 約1％
赤血球 約44％

からだのすべての血液の量は、体重の約1／13です。体重30kgの子どもだと約2.3L、体重60kgの大人だと約4.6Lになります。血液は、からだ中の細胞に、酸素や栄養をとどけ、不要になったものを運び出します。また、血液は、出血を止める、からだの水分を調節する、病原体からからだを守るなどのはたらきもします。

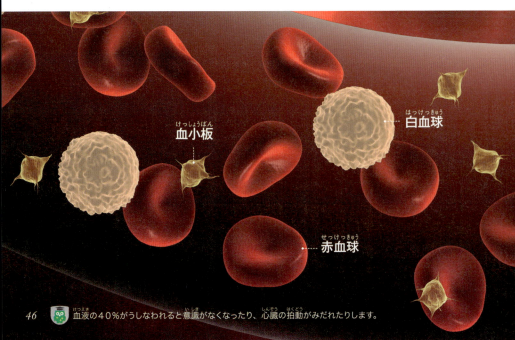

血小板

白血球

赤血球

46　血液の40％がうしなわれると意識がなくなったり、心臓の拍動がみだれたりします。

| **血しょう** | 血液の液体成分です。ほとんどが水で、たんぱく質や糖質などの栄養分、ホルモンなどをふくんでいて、全身にとどけます。 |

| **赤血球** | 全身に酸素を運びます。中央が少しへこんだ円盤状です。ヘモグロビンというたんぱく質が酸素と結びつくはたらきをしています。 |

| **白血球** | 細菌やウイルスなどからからだを守ります。いろいろな種類があり、最も多いのが細菌などを取りのぞく好中球で、そのほかリンパ球、単球などがあります。 |

| **血小板** | 血管の壁が傷つくと、集まって傷をふさぎます。壁がこわれて出血すると血小板がはじけ、中にふくまれる物質をはじき出します。これが血しょう中のフィブリノーゲンと反応し、糸状のフィブリンをつくり、赤血球をからめて血液をかため、出血を止めます（右の写真）。 |

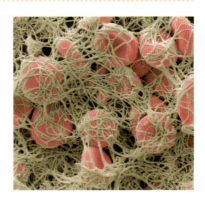

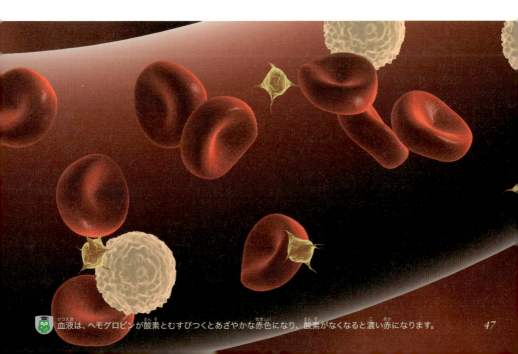

血液は、ヘモグロビンが酸素とむすびつくとあざやかな赤色になり、酸素がなくなると濃い赤になります。

からだを流れる… 循環器

血液の寿命、赤血球は約120日

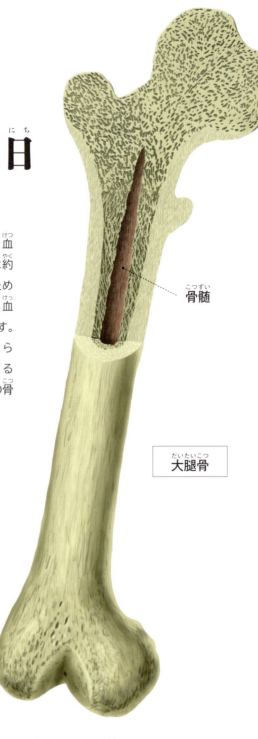

骨髄

大腿骨

血液の血球には寿命があります。血液の44％をしめる赤血球の寿命は約120日です。血球を同じ数に保つために、血球は絶えずつくられています。血球がつくられるのは、骨の中の骨髄です。子どものころはほとんどの骨髄でつくられますが、大人になると、血球をつくるのは、おもに右の図の赤い部分の骨の骨髄です。

白血球 ▶ 数日から数年

白血球の種類によって寿命がちがいます。好中球で1週間ほど、リンパ球は数年の寿命です。

血小板 ▶ 10日ほど

止血の役割をする血小板の寿命は、10日ほどです。

血球を作る骨髄は赤色骨髄と呼ばれます。そのほかの骨髄はおもに脂肪組織です。

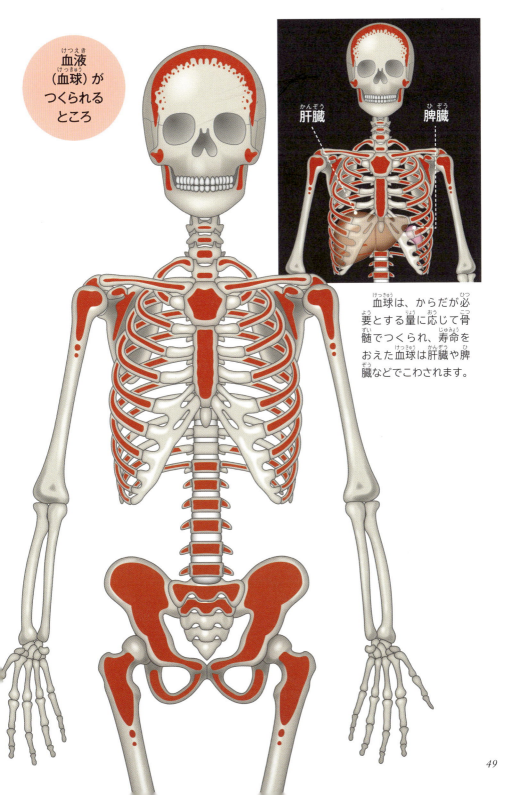

からだを流れる… 循環器

血液型の分類は、4つ

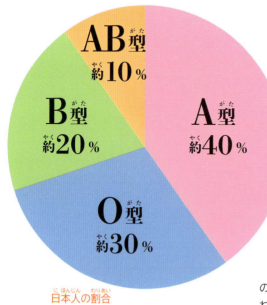

日本人の割合
- AB型 約10％
- B型 約20％
- A型 約40％
- O型 約30％

血液は、ＡＢＯ型で大きく４つに分けられます。ＡＢＯ型の分類は、赤血球の表面の物質（抗原物質）ＡとＢの組み合わせで分けられます。Ａ型は抗原物質ＡがあってＢがなく、Ｂ型はＡはなくてＢがあります。ＡＢ型はどちらもあり、どちらもないのがＯ型です。日本人は、Ａ型が一番多いといわれています。

日本人の血液型は、Ａ型、Ｏ型、Ｂ型の順に多く、一番少ないのがＡＢ型といわれています。

血液型の決まり方

親の血液型の組み合わせで、子どもの血液型が決まります。血液型はＡＡ、ＡＯなど６パターンありますが、大きく分けてＡ型、Ｂ型、ＡＢ型、Ｏ型の４種類に分けられます。

父親 母親	A AA AO	B BB BO	AB AB	O OO
A AA AO	A AA AO	A B O AB	A B O AB	A O
B BB BO	A B AB O	B BB BO	A B O AB	B O
AB AB	A B AB	A B AB	A B AB	A B O
O OO	A O	B O	A B O	O OO

子どもの血液型
A B
AB O

50　ネコの血液型は「ネコAB式」で3種類に分類され、「A型」「B型」「AB型」の3つがあり、「O型」はありません。

輸血ができる血液型

同じ血液型どうしは人から人へ、輸血をすることができます。同じ血液型どうしで輸血をしますが、緊急に輸血が必要なときには、赤い矢印のようにちがう血液型でも輸血ができます。

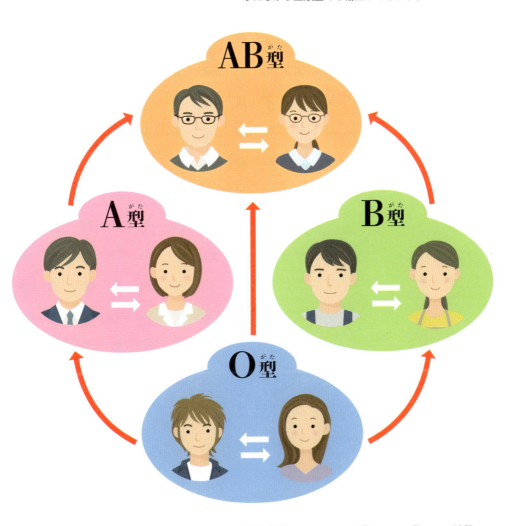

Rh型などによる血液型

ＡＢＯ式血液型のほかに、Ｒｈ型、ＨＬＡ型など、様々な血液型があります。赤血球の表面のＤ抗原の有無で調べるＲｈ型では、プラスとマイナスのタイプがあります。輸血では同じＲｈ型の人に輸血をします。

イヌにも血液型があります。DEA式という分類方法で、大きく8種類に分類されます。

からだを流れる… 循環器

全身のリンパ管

血管と同じように、全身にあるリンパ管で、細胞同士のすき間にある組織間液を集め、首の大静脈に合流します。

胸腺

病原体を攻撃する細胞（T細胞）をつくります。大人になると小さくなっていきます。

脾臓

血液の病原体とたたかい、寿命がきた赤血球をこわします。

リンパ節

リンパ管には、ふつう直径0.5〜1cmの、そら豆のような形をしたリンパ節がたくさんあります。

52　リンパ節は、首、脇の下、あしの付け根などの全身に点在しています。

大人のリンパ液は約2L

リンパ節

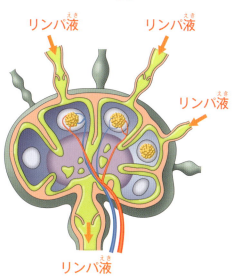

血液のように体中を流れているのが、リンパ液です。からだをつくっている細胞と細胞のすき間には血管からもれた血しょう成分などの水分（組織間液）があり、その一部がリンパ管に入り、リンパ液となります。リンパ液はリンパ管という管を通って、全身を流れています。大人ではリンパ液は約2Lあるといわれています。

リンパ節のはたらき

リンパ節には、病原体をとらえてこわすはたらきをする細胞があります。リンパ管に入った細菌やウイルスなどの病原体をとらえ、取りのぞきます。

リンパ系（リンパ液、リンパ管、脾臓など、リンパ管がつながっている臓器）の役割

水分を血管に送る
動脈から出てしまった水分や成分を、静脈にもどします。

病気からからだを守る
血液や、リンパ液にある白血球が、細菌やウイルスなどからからだを守ります。

脂質を運び出す
小腸が吸収した脂質を、からだが使えるようにするため運び出します。

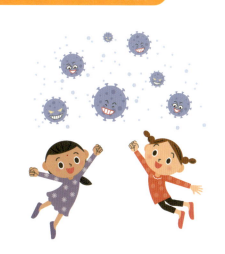

脂肪は小腸の壁から吸収され、リンパ液に入ります。

からだを流れる… 循環器

循環器のなるほど！

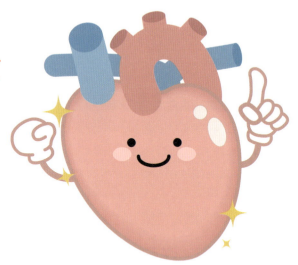

血液は約1分で心臓にもどる

心臓から1回に送り出される血液は約70mLで、1分間に約5Lの血液が送り出されます。人間の大人の血液は約5Lなので、血液は約1分間で全身をめぐって心臓にもどってきます。

心臓の筋肉のひみつ

心臓の筋肉を心筋といいます。すばやく強い力を出す骨格筋と、ゆっくり動き続ける胃や腸などの平滑筋の、両方の特徴をもっています。（12ページ）
▼心臓の筋肉の顕微鏡写真（900倍）

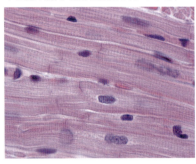

脈をはかってみよう

からだの表面近くの動脈で脈（拍動）を感じることができます。手首の親指側を軽くさわると、脈がはかれます。血液は秒速約7mの速さで動脈を流れています。

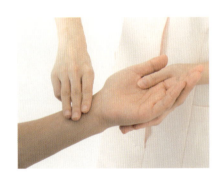

からだの司令塔…脳

脳は様々な情報を受け取り、記憶し、動きの指令を出したりします。感情や意識も生み出します。

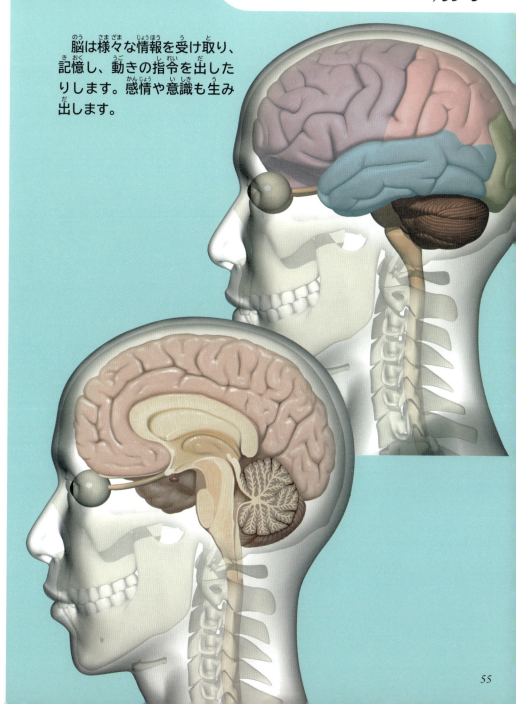

からだの司令塔…脳

脳の重さは約1300g

脳の重さは大人で約1300gあり、右脳と左脳からできています。考えたり、記憶したり、いろいろな感情をいだいたりするのは、脳があるからです。また、脳は、筋肉に運動の指令を出したりもし、からだの活動をコントロールする、司令塔の役割をはたしています。

上から見た大脳

中央の溝をさかいに、右脳と左脳があります。

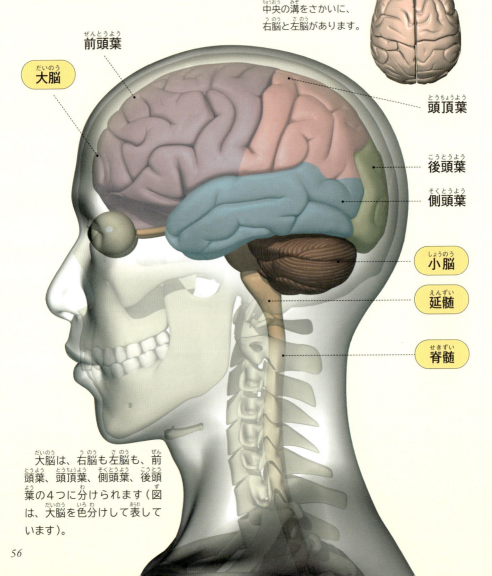

前頭葉
大脳
頭頂葉
後頭葉
側頭葉
小脳
延髄
脊髄

大脳は、右脳も左脳も、前頭葉、頭頂葉、側頭葉、後頭葉の4つに分けられます（図は、大脳を色分けして表しています）。

56

脳の役割

脳は基本的に大脳、脳幹、小脳に分けられます。
脳には神経細胞が千数百億あるといわれています。

大脳
考える、つくり出す、言葉を話す、など、人間らしい行動を生み出します。

脳幹
呼吸や心臓の動き、体温の調節などを行います。中脳、橋、延髄、間脳（視床と視床下部）からできています。

❶ **視床**
視覚、聴覚、皮膚感覚などの情報を大脳に送ります。

❷ **視床下部**
ホルモンの調整、体温調節、呼吸、食欲などにかかわっています。

❸ **中脳**
大脳と小脳をつなぎます。目の動きの調節などにかかわっています。

❹ **橋**
大脳皮質からの運動の刺激を小脳に伝えます。

❺ **延髄**
呼吸や心臓の鼓動、血管の調整などをします。

小脳
重さは約１３０ｇです。筋肉の動きを細かく調整するなどしてバランスがとれた動きができるように働きます。

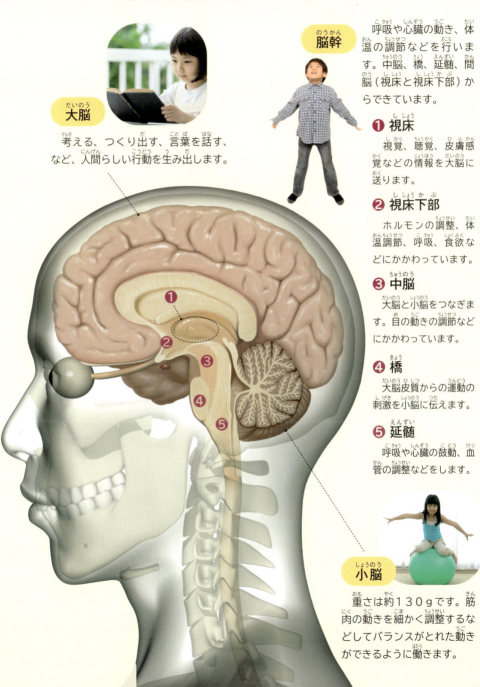

からだの司令塔…脳

記憶の種類は、短期と長期の

短期記憶
数秒から数分の短い記憶です。初めて知る電話番号のように、用事がすんだらすぐ忘れてしまいます。

長期記憶
長い間忘れない記憶です。陳述記憶と非陳述記憶に分けられます（分類には、いろいろな説があります）。

陳述記憶
言葉で説明できる、または説明しやすい記憶です。

非陳述記憶
言葉で表現しにくい記憶です。

意味記憶
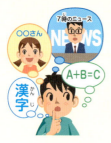
家族や友達の名前、漢字の読み方、計算のやり方、ニュースからの情報などの、知識の記憶です。

エピソード記憶
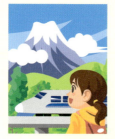
旅行に行ったとか、友達と遊んだなどといった、自分の経験に関係が深い記憶です。

手続き記憶
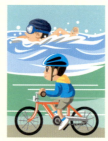
自転車の乗り方、泳ぎ方、楽器の演奏のやり方など、からだでおぼえた忘れない記憶です。

プライミング記憶（先行記憶）
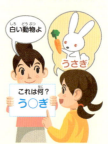
前に経験したことで、無意識のうちにその場の判断が影響される記憶です。すばやく対応するための記憶です。

58　記憶は成長とともに、手続き、プライミング、意味、短期、エピソードの順に発達します。

2種類

脳に入ってきた情報は、記憶として脳のいろいろな場所に運ばれ、たくわえられます。記憶には、大きく分けて、短期記憶と長期記憶の2種類があります。入ってきた情報は、海馬に送られて短期記憶になります。この記憶をくり返しおぼえると、長期記憶になり、側頭葉などにたくわえられます。

前頭連合野
大脳皮質の前頭葉にあり、記憶の取り出しに関係しています。

帯状回
視床、扁桃体、海馬など大脳のいろいろな部分を結びつけます。学習や記憶にかかわります。

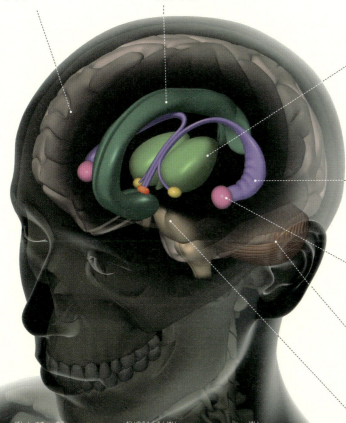

視床
視床に障害が起こると、健忘(もの忘れ)状態になるといわれています。

海馬
さまざまな情報から記憶をつくります。短期記憶の貯蔵庫です。

扁桃体
呼吸や心臓の鼓動、血管の調整などをします。

小脳
大脳とともに手続き記憶の重要な役割をしています。

側頭葉
大脳皮質の左右の側面で、長期記憶がたくわえられます。

原始的な脳といわれる、大脳辺縁系のつくりです。入ってきた情報は、海馬に送られて短期記憶になります。この記憶をくり返し覚えるなどすると、情報は海馬の周辺を回り、長期記憶へと変わり、側頭葉などにたくわえられます。

からだの司令塔… 脳

大脳皮質の細胞は 約140億

大脳の表面の厚さ2～4mmの大脳皮質には、約140億もの神経細胞が集まっています。大脳皮質は、場所によっていろいろな仕事をしています。それぞれが連絡を取り合って、情報の処理が行われ、記憶がたくわえられたりします。大脳皮質は、人間らしい行動や思考を生み出すところです。

ブローカの運動性言語野

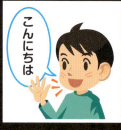

発音をつかさどります。ふつう左脳のこの位置にあります。

前頭連合野

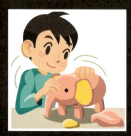

判断したり、新しいものをつくり出したりします。

聴覚野

耳から送られてきた情報を分析します。

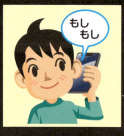

側頭連合野

音、映像、言葉などに関係し、記憶がたくわえられます。

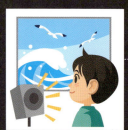

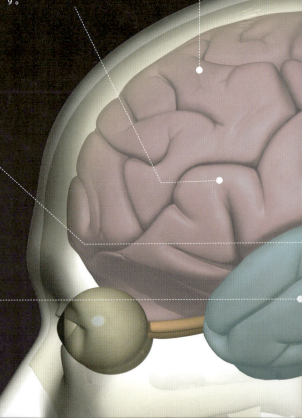

60

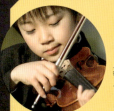
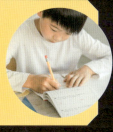

右脳と左脳の脳のはたらき

右脳と左脳では、運動の指令や感覚の受け入れについて基本的な違いはありません。しかし、音楽や芸術の作業をするときは右脳がよくはたらき、言葉で考えたり計算をするときは左脳がよくはたらく傾向があります。

一次運動野
全身の骨格筋に運動の指令を出します。

体性感覚野
皮膚全体、口、舌などの感覚の情報を分析します。

頭頂連合野
物の場所など、空間的な理解をします。

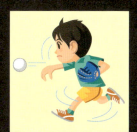
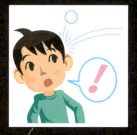
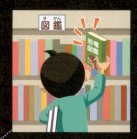

ウェルニッケの言語野
言葉を理解します。ふつう、左脳のほうが面積が広いです。

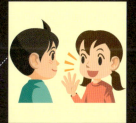

視覚野
目で見た情報を分析します。

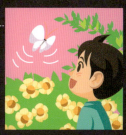

からだの司令塔…脳

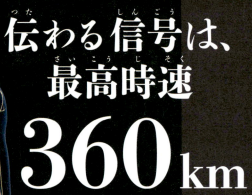

伝わる信号は、最高時速 360km

わたしたちのからだには、いたるところに神経のネットワークがはりめぐらされています。神経は情報を電気信号でやりとりしています。からだの外からの情報は、末梢神経から、電気信号の形で脳や脊髄にとどきます。電気信号の速さは、神経によってちがいますが、速く伝える神経の電気信号は、時速360kmといわれています。

電気信号を速く伝えるのは、脳、脊髄神経にある有髄神経という神経です。

「中枢神経」と「末梢神経」

神経には、中枢神経と末梢神経があります。中枢神経は、脳と脊髄で、末梢神経のはたらきを調整します。末梢神経は、皮膚の感覚を伝えたり、運動させたりして、からだのいろいろな部分と情報交換をします。

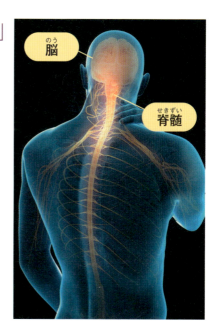

「末梢神経」のはたらき

末梢神経は、脳から出ている脳神経と、脊髄から出ている脊髄神経で、全身にはりめぐらされています。体性神経（運動をコントロール）と自律神経（内臓の機能などをコントロール）に分けられます。体性神経は意識してはたらかせることができますが、自律神経は意志ではコントロールできません。

体性神経

感覚神経

目や皮膚などの感覚器の情報を脳に送ります。また、光や音の感覚、痛みなどの感覚を脊髄に送ります。

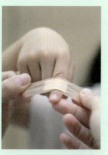

運動神経

中枢神経の命令を、筋肉などに伝えます。おもに脊髄からからだ全体に広がっています。

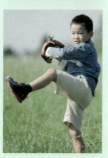

自律神経

交感神経

はげしく運動するときなどにはたらきます。酸素を取りこむため大きく呼吸させたり、血液をめぐらせたりします。

副交感神経

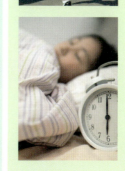

ねむったりしているときにはたらきます。胃を活動させて消化をうながしたり、エネルギーをためこんだりします。

熱いものにふれ手をはなすのは、感覚が脳に伝わる前に脊髄から直接命令を出す「脊髄反射」です。

からだの司令塔…脳

ねむりの周期は約90分

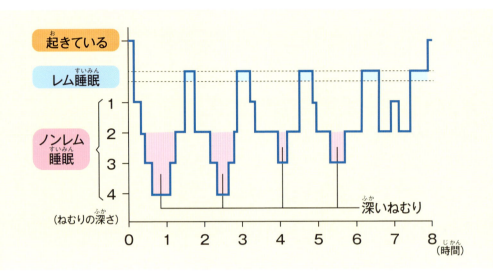

深いねむりのノンレム睡眠のときは、つかれた脳が休んでいて、からだはねがえりをうつなどして動きます。浅いねむりのレム睡眠のときは、からだは休み、脳は活動して、記憶を整理しているといわれています。

ねむりをコントロール

ねむりと目覚めをコントロールする睡眠中枢と覚せい中枢は、視床下部の前と後ろにあります。睡眠中枢が大脳にねむるように指令を出し、脳はねむりに入ります。

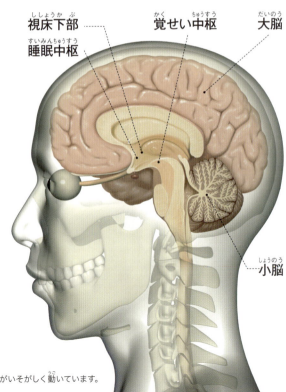

レム睡眠のときは、まぶたの下で目がいそがしく動いています。

人間だけでなく、ほとんどの動物はねむります。ねむりには、脳やからだのつかれをとるとともに、記憶を整理するという大切な役目があります。ねむりにはリズムがあり、およそ９０分ごとに、深いねむり（ノンレム睡眠）と浅いねむり（レム睡眠）をくり返しています。９０分は脳の活動のリズムです。

記憶の整理が夢を生む

　夢の多くは、浅いねむりのレム睡眠のときに見ています。起きている間は、脳にはいろいろな情報が入り、ねむりに入ると脳は情報を整理し、記憶しています。そのときのさまざまな情報が入りみだれ、夢を見るといわれています。

起きているとき

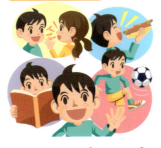

やったこと、見たこと、聞いたことなど、大量の情報が脳に入ってきます。

ねむっているとき

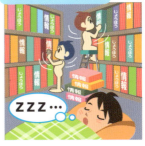

脳は記憶の整理をします。ねむっている間に記憶が呼びさまされ、夢を見ます。

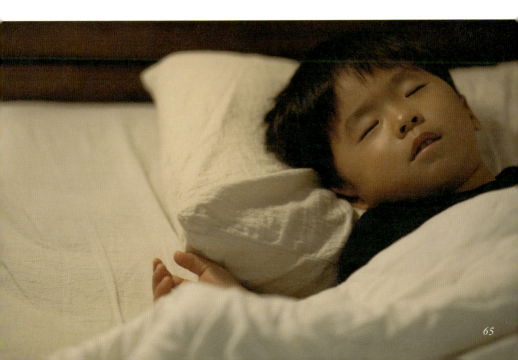

からだの司令塔…脳

脳のなるほど！

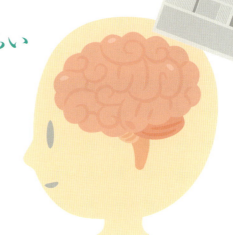

大脳皮質は、新聞紙1ページくらい

大脳皮質は、人間らしい行動や思考を生み出します。脳の表面の大脳皮質には、しわが多くあります。広さは、新聞紙1ページくらいありますが、しわになってたたまれているので、頭蓋骨の中におさまっています。

好きなことは記憶に残る

好きなことや興味があることは、記憶に残ります。興味がないことやつまらないと感じたことは忘れやすいです。学校の勉強など、あまり面白くないと感じたことを記憶するには、くり返し勉強することが必要です。

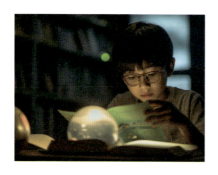

人間の脳とコンピュータ

コンピュータは正確で素早い計算ができます。記憶したことは忘れません。人間の脳は、計算スピードはおそく、時間がたつと記憶があいまいになります。しかし、考えたり、新しいものをつくり出したりすることが得意です。

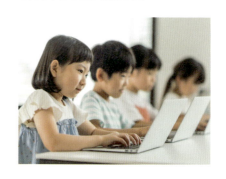

感じる…感覚器

目、耳、鼻などの感覚器は、光や音、においなどの情報を感じ取り、脳に伝えます。

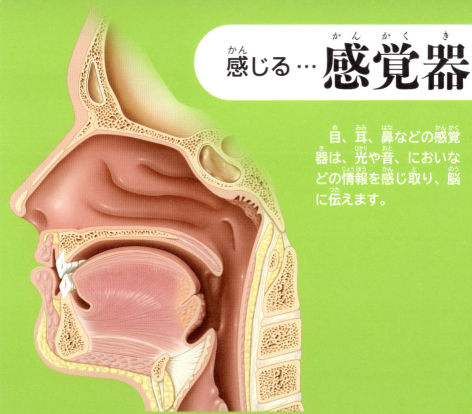

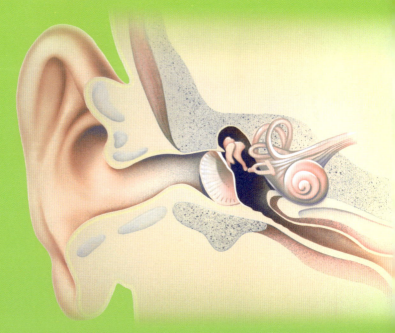

感じる… 感覚器官

見える光は 約380〜

目は、外の世界のものや形、立体や遠近、動きなどをとらえます。情報はとても多く、目は大切な感覚器官です。ものを見るために必要なのが、光です。光がないと何も見えません。ものが発する光や、ものにはね返った光を目が受け止めてものが見えます。人の目が光として感じるのは、約380〜780nm（ナノメートル）の波（電磁波）です。

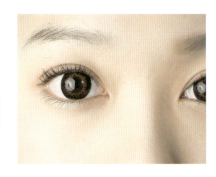

目のしくみ

瞳孔（瞳）から光を取り入れ、レンズの役割の水晶体によって集め、網膜の上に映し出します。その情報が視神経によって脳に送られ、その情報で物が見えていることになります。

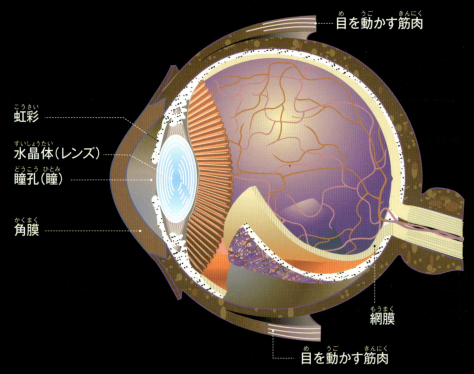

- 目を動かす筋肉
- 虹彩
- 水晶体（レンズ）
- 瞳孔（瞳）
- 角膜
- 網膜
- 目を動かす筋肉

水晶体は、近くを見るときにはあつく、遠くを見るときにはうすくなって焦点が合うようにします。

780nm（ナノメートル）

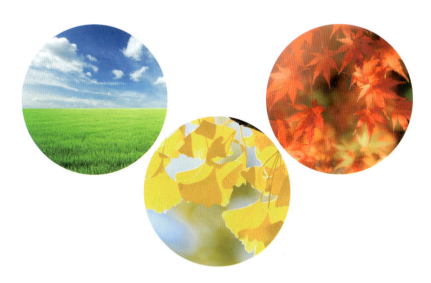

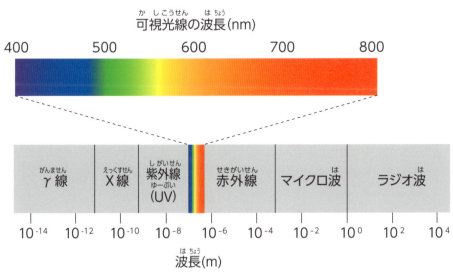

目の真ん中の黒い部分が瞳孔（瞳）、そのまわりが虹彩です。虹彩の色はひとによってちがいます。

感じる…感覚器官

聞こえる音は20〜

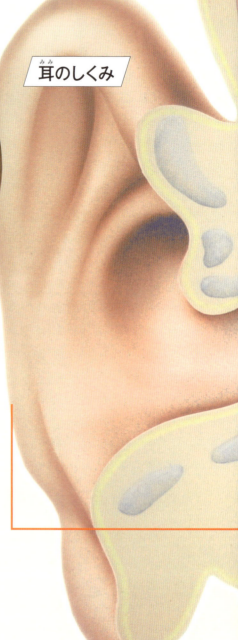

耳のしくみ

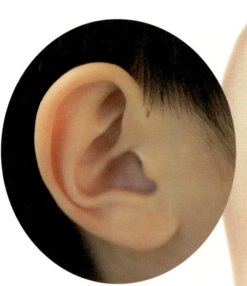

耳（耳介）…凹凸があり、音を集める集音機です。

　顔の両側にある耳は、音を集める役目をします。音は鼓膜をふるわせ、脳に伝わります。人が聞くことができる音は、20〜2万Hz（ヘルツ）です。ヘルツは、1秒間の音の振動数を表す単位です。数が大きいほど高い音です。イヌやネコは、人よりもずっと高い音を聞くことができます。

2万 Hz (ヘルツ)

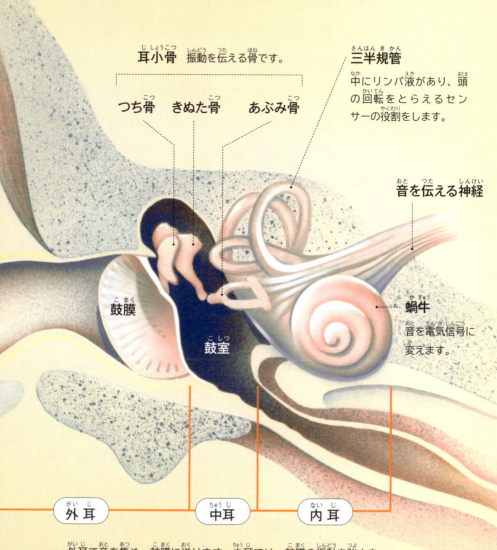

耳小骨 振動を伝える骨です。
つち骨　きぬた骨　あぶみ骨
三半規管 中にリンパ液があり、頭の回転をとらえるセンサーの役割をします。
音を伝える神経
鼓膜
鼓室
蝸牛 音を電気信号に変えます。
外耳　中耳　内耳

外耳で音を集め、鼓膜に送ります。中耳では、鼓膜の振動を強さを調節して内耳に伝えます。内耳では、音の振動を電気信号に変えて脳に送ります。

感じる… 感覚器官

においを感じる細胞は
1000万個

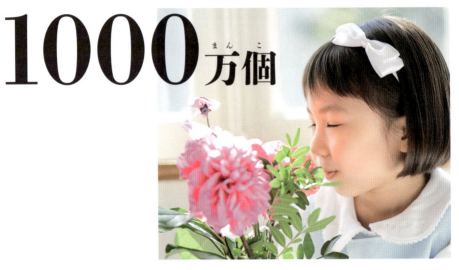

　鼻はにおいを感じます。空気の中のにおいの神経を刺激する「におい物質」を感じるのは、鼻腔の天井部分です。においを感じる嗅細胞は、嗅上皮に約１０００万個もあり、約３５０種のにおいを感じます。においのもとになる物質は４０万種ほどあるといわれています。花のかおり、こげたにおい、くさったにおいなど、いろいろなにおいを鼻で感じています。

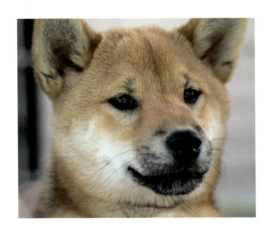

イヌは、ヒトの１億倍

　イヌのにおいをかぎわける力はヒトの１億倍ともいわれています。嗅覚はいろいろな動物にそなわっています。危険なにおいをかぎ分けたりして、命や子孫を残すための大切な感覚です。

同じにおいをずっと嗅いでいると、においを感じなくなります（嗅覚の順応）。

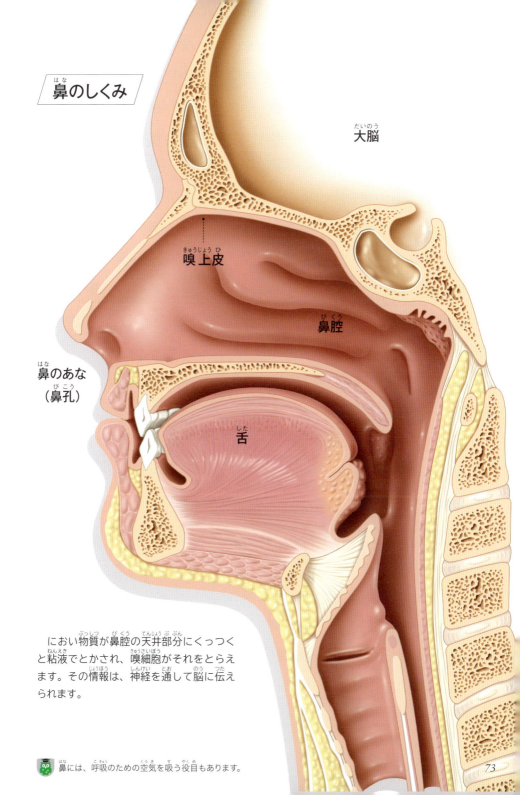

鼻のしくみ

大脳

嗅上皮

鼻腔

鼻のあな（鼻孔）

舌

におい物質が鼻腔の天井部分にくっつくと粘液でとかされ、嗅細胞がそれをとらえます。その情報は、神経を通して脳に伝えられます。

鼻には、呼吸のための空気を吸う役目もあります。

感じる… 感覚器官

感じる味は、おもに5種類

舌は口の中にある筋肉のかたまりです。表面には味を感じる味蕾が数千個あり、いろいろな味を感じます。味蕾が感じる5つの基本の味が、甘味、酸味、塩味、うま味、苦味です。ほかに、味蕾とは別の嗅覚や触圧覚などの感覚も刺激して総合的に感じる味の、辛味、渋味があります。

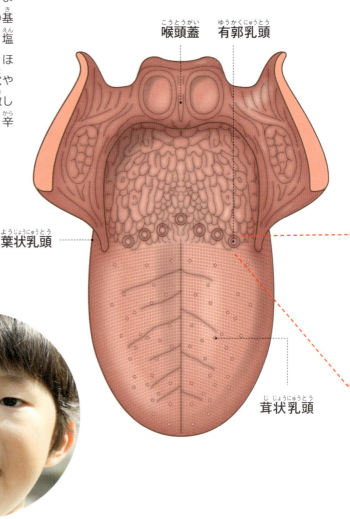

舌のつくり

喉頭蓋　有郭乳頭　葉状乳頭　茸状乳頭

うま味の物質は、1908年に日本の池田菊苗が昆布から発見しました。

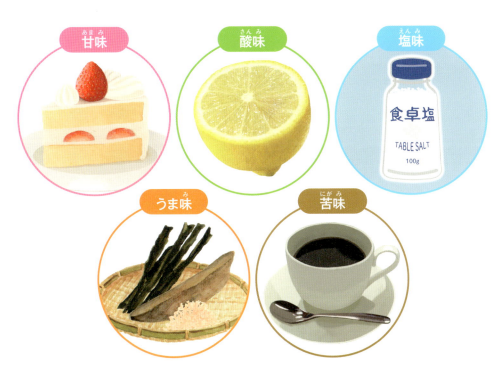
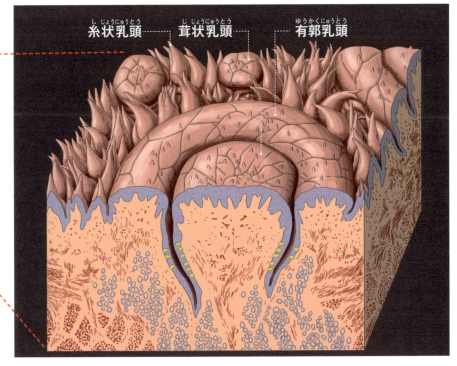

さらに1913年に小玉新太郎が鰹節から、1957年に国中明がシイタケから、うま味の物質を発見しました。 75

感じる… 感覚器官

皮膚が感じるのは、おもに5種類

皮膚は、刺激を感じる感覚器です。皮膚のさまざまな器官と神経がいろいろな刺激を感じ取ります。皮膚が感じる感覚はおもに5つで、触覚、圧覚、痛覚、温覚、冷覚です。皮膚はからだの水分を保ち、体温を調節したりする役割もはたしています。

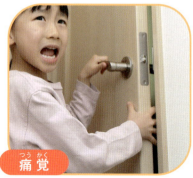

痛覚

痛いと感じる感覚です。

触覚

ふわふわしたものを感じたりする感覚です。

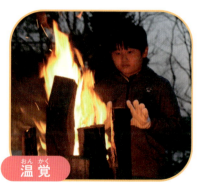

温覚

温かい、熱いと感じる感覚です。

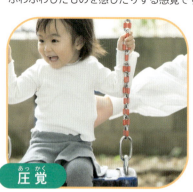

圧覚

おされたときに感じる感覚です。

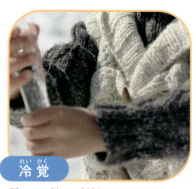

冷覚

冷たいと感じる感覚です。

皮膚の表皮と真皮だけで、大人では5kgほどあるといわれています。

4つの感覚点

感覚は、皮膚の、4つの感覚点で感じます。

- **触点（圧点）** ものの感触や圧迫を感じます。
- **痛点** 痛さを感じます。
- **温点** 温かさを感じます。
- **冷点** 冷たさを感じます。

感覚点の数

感覚点の数は、からだの場所や点の種類によってちがいます。触点（圧点）は、指の腹や顔などの敏感な部分では1cm²当たり100以上あります。おしりや太ももには10ほどしかありません。

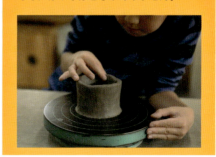

皮膚のつくり

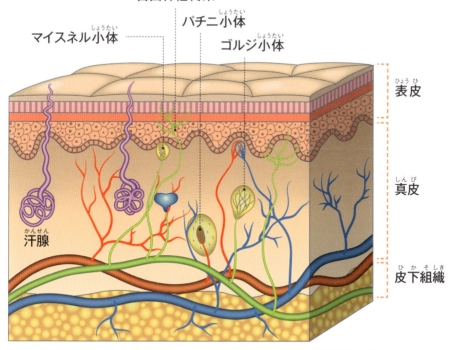

触覚や圧覚は、マイスネル小体やパチニ小体などの真皮にある感覚受容器で感じます。痛覚、温覚、冷覚は表皮の自由神経終末で感じます。

感覚点で最も数が多いのは痛点です。冷点は、温点よりも数が多いです。

皮膚のはたらき

皮膚はからだの表面をおおっています。面積は大人で畳約1畳分で、表皮と真皮を合わせると重さは体重の8％ほどです。外の様子を知る感覚器としてはたらくほか、からだの内部を守ったり、汗をかいて体温を調節したりします。

からだを守る

表皮は、からだの乾燥をふせぎます。また表皮には紫外線からからだを守るメラニン細胞などがあります。真皮や皮下組織はけがや温度変化からからだを守ります。

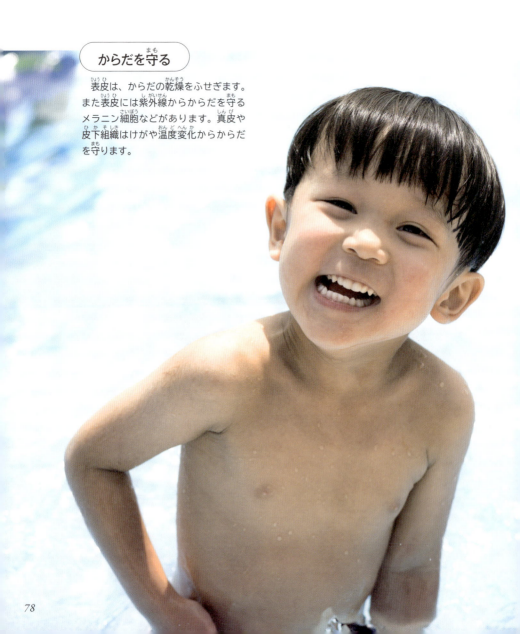

体温を調節する・汗をかく

体温はふだん３６〜３７℃に調節されています。体温調節に大切な役割をしているのが、汗を出す汗腺です。

暑いとき

血液からつくられた汗を汗腺から出します。汗が蒸発するときにからだの熱をうばい、体温が下がります。

寒いとき

皮膚の血管がちぢんで、熱がにげないように調節します。皮膚がちぢんで鳥肌がたちます。

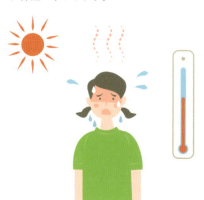
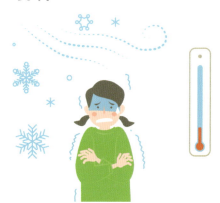

いろいろな汗

暑いときに全身から出る汗や、緊張したときなどに手の平などにかく汗は、エクリン汗腺という汗腺から出る汗です。耳の後ろやわきの下などにあるアポクリン汗腺から出る汗は、たんぱく質や脂肪をふくみ、毛穴から出ます。

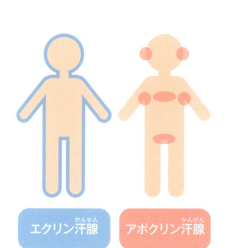

エクリン汗腺　アポクリン汗腺

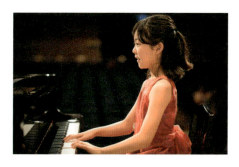

感じる… 感覚器官

頭髪は、平均 約10万本

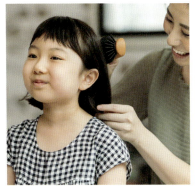

髪の毛（頭髪）は、平均して約10万本生えているといわれています。髪の毛は敏感で、風などを感じます。また、何かにふれるとわかり、熱さ、寒さから頭を守り、けがから守る役目もしています。眉毛やまつ毛などの、頭髪以外の全身の毛は、50万本以上あるとされています。毛も爪も、皮膚が特別な形でかたくなった（角化した）ものです。

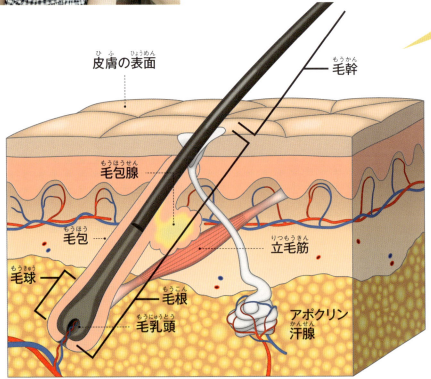

毛のつくり 皮膚の外に出ている部分を毛幹、皮膚にうまっている部分を毛根といいます。

眉毛やまつ毛、鼻の毛などは、からだにごみやほこりなどが入らないように役立っています。

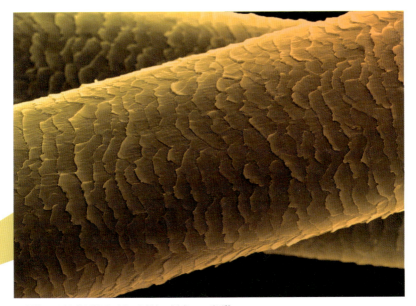

頭髪の電子顕微鏡写真　表面は角化した細胞でうろこのようにおおわれています。毛の色は、中にふくまれるメラニン（色素）の量によってちがいます。

つめのつくり

つめは、指先を保護し、触覚をするどくしています。つめ全体を爪体、根元の皮膚にうまった部分を爪根といいます。根元の白っぽい部分は爪半月といい、つめをつくる細胞が集まっています。

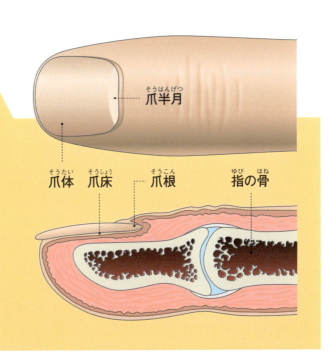

爪半月　爪体　爪床　爪根　指の骨

老化などでメラニンがつくられなくなると、毛の中のメラニンがなくなり、白髪になります。

感じる… 感覚器官

1日にのびる長さ 頭髪 つめ

頭髪は1日に0.3〜0.4mmのびるといわれ、1か月にのびる長さは約1cmです。1本の頭髪が成長し始めてからぬけ落ちるまでの寿命は、男性は3〜5年、女性は4〜6年といわれています。ぬけたあと、新しい毛が生えてきます。寿命は種類によってちがい、眉毛の寿命は2〜5か月といわれています。

毛は生えかわる

毛は成長している時期と、成長が止まる時期があります。頭髪の約9割は成長している時期の毛といわれています。

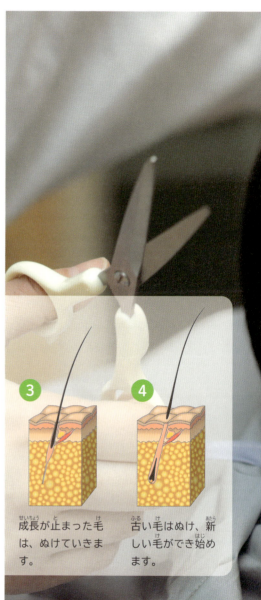

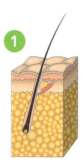

1 生えた毛が成長していきます。

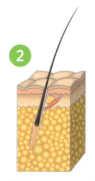

2 成長が止まり、毛の根元が細くなります。

3 成長が止まった毛は、ぬけていきます。

4 古い毛はぬけ、新しい毛ができ始めます。

0.3〜0.4mm
約0.1mm

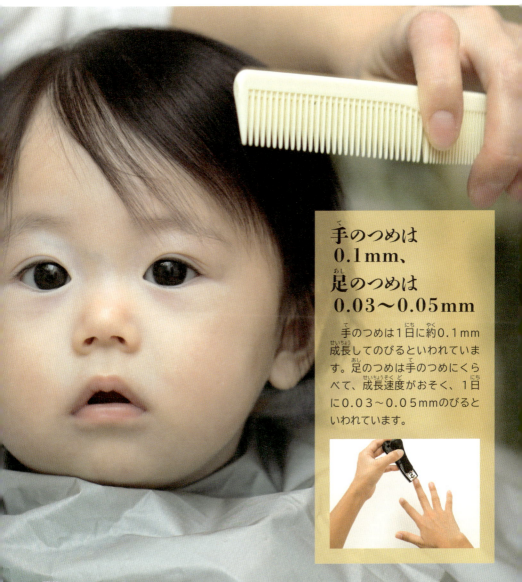

手のつめは0.1mm、足のつめは0.03〜0.05mm

手のつめは1日に約0.1mm成長してのびるといわれています。足のつめは手のつめにくらべて、成長速度がおそく、1日に0.03〜0.05mmのびるといわれています。

頭髪には、まっすぐな直毛と、曲がりくねったくせ毛の縮毛があります。

感じる… 感覚器

感覚器のなるほど！

頭部で感じる
特殊感覚

　頭部にある、目、耳、鼻、舌など感覚器で感じる感覚を、特殊感覚といいます。光や音、においや味などの情報は、感覚器を通して脳に伝えられます。

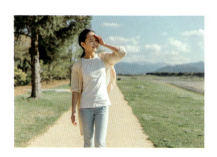

皮膚で感じる
皮膚感覚

　暑さや寒さ、冷たさや痛みなど、皮膚などのからだの表面で感じる感覚を、皮膚感覚（体性表面感覚）といいます。情報は皮膚から脳に送られ、感じ取られます。

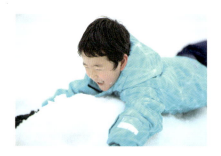

内臓で感じる
内臓感覚

　内臓が感じる感覚が、内臓感覚です。食べすぎたりしておなかが痛い、おしっこがしたいなどの感覚は、からだの様子を感じる内臓感覚によるものです。

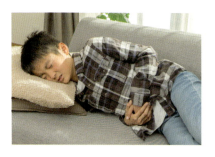

からだの中で感じる
深部感覚

　手足の動きや筋肉の様子など、動きや運動の感覚は、関節や筋肉などが感じ取り、深部感覚と呼ばれています。情報は脳に送られ、脳からの指令を筋肉などが受けとります。

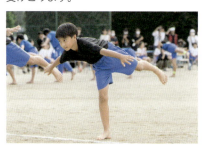

からだをつくる…細胞

からだをつくっているのは、細胞です。人間のからだは、３７兆もの細胞によってできているといわれています。

ヒトの誕生

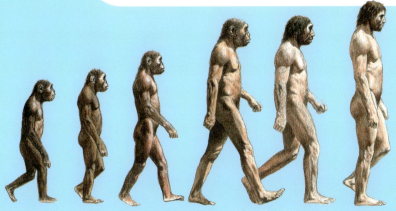

ヒトが地球に誕生したのは、およそ７００万年前と考えられています。

からだをつくる… 細胞

細胞の数は、およそ 37 兆

からだは、細胞という小さなふくろのようなものがたくさん集まってできています。大人では、およそ37兆の細胞がからだをつくっています。からだの細胞は同じではなく、約270種類の細胞が、それぞれ、いろいろな役割をはたしています。細胞は、酸素や栄養をとりこんでエネルギーをつくり、二酸化炭素や不要になったものを出しています。

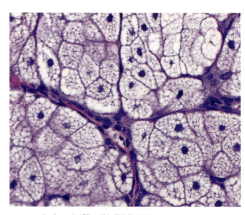

ヒトの皮膚の細胞の顕微鏡写真です。
（点に見える部分が核）

細胞

中央に核があります。核にはDNA（たんぱく質をつくる設計図）がつまっています。下は、ヒトの細胞のイラストです。

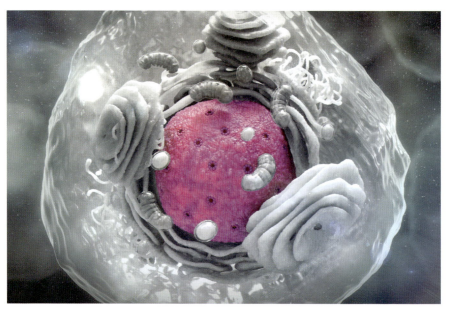

細胞は分裂して数をふやします。もともとはひとつの受精卵が分裂してからだをつくります。

からだをつくる細胞の一部を紹介します。

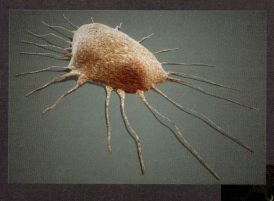

骨細胞
骨の中にあります。クモのあしのような長い突起を出してとなりの骨細胞とからめ合っています。

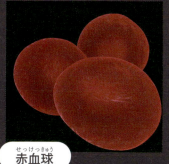

赤血球
血管の中を流れる、血液の細胞です。中に、酸素と結びつく赤い色素（ヘモグロビン）がつまっています。核はありません。

神経細胞
からだの中で信号を伝えます。細胞の中心から長い突起（軸索）を出して命令を伝えます。足先から腰までの坐骨神経細胞は、1m以上あります。

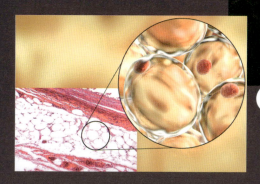

脂肪細胞
球の形をしています。からだのあまった栄養は、この細胞に脂肪としてたくわえられます。皮膚の下につまっています。

からだをつくる細胞の大きさは、5〜30マイクロメートル（1マイクロメートルは1mmの1/1000）です。

からだをつくる… 細胞

ヒトの染色体は、23組46本

からだをつくっている細胞には、ヒトでは46本のDNA（デオキシリボ核酸）のひもが入っています。DNAは、たんぱく質の設計図で、遺伝子と呼ばれ、このはたらきで親の顔つきや体形などが子に受けつがれます。細胞が分裂するときにDNAが棒のようになり、情報を受けつぐはたらきをするのが46本の染色体です。

ヒトの染色体のセット

細胞の染色体は全部で46本あります。44本は2本ずつ同じで、残りの2本はXとYです。下の画像は、2本ずつのセットに番号をつけたものです。染色体の縞模様に、コンピュータで色をつけています。

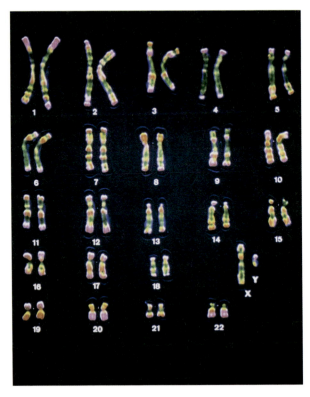

● 言語にかかわる遺伝子は、7の染色体にあります。
● ABO型の血液型を決める遺伝子は9にあります。
● 目（虹彩）の色は、15と19の染色体の遺伝子で決まります。

男女を決めるXとY

XとYは性染色体です（そのほかの22本は常染色体）。男性はXとYの染色体を1本ずつ、女性はXを2本もっています。左の画像は、男性のものです。

染色体にふくまれている遺伝情報をゲノムといいます。ゲノムの研究が現在も進んでいます。

DNAのすがた

DNAは、ねじれたはしごのような2重らせん構造をしています。

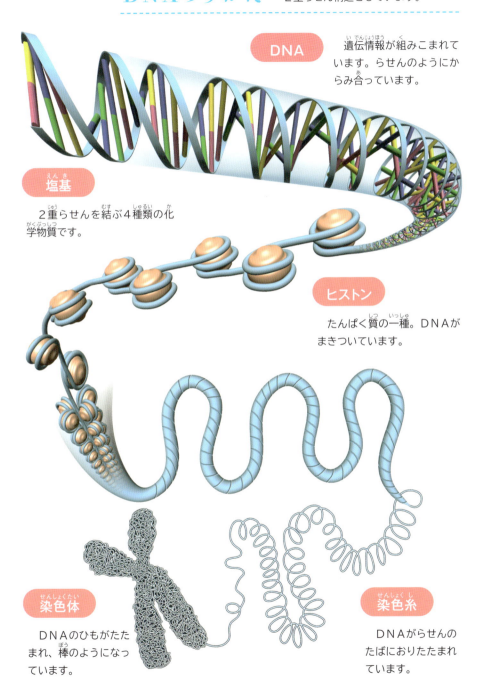

DNA
遺伝情報が組みこまれています。らせんのようにからみ合っています。

塩基
2重らせんを結ぶ4種類の化学物質です。

ヒストン
たんぱく質の一種。DNAがまきついています。

染色体
DNAのひもがたたまれ、棒のようになっています。

染色糸
DNAがらせんのたばにおりたたまれています。

塩基をつくる化学物質は、アデニン、チミン、シトシン、グアニンの4種類です。

89

ヒトの誕生

ヒトが誕生した

ヒトは今のサルの祖先から進化しました。今から約700万年前に、サルとは別の進化をし、ヒトに向かったと考えられています。サルのなかまがどのようにヒトに進化したのかなど、多くの謎が残っています。アフリカなどで発見される化石が、残されている謎を明らかにしてくれるかもしれません。

2001年、アフリカ中央部のチャド共和国で頭蓋骨の化石が発見され、サヘラントロプス・チャデンシスと名づけられました。最初のヒトのなかまと考えられています。

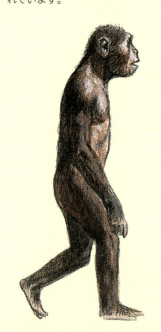

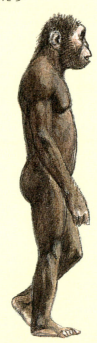

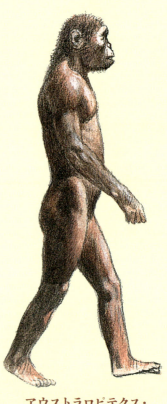

サヘラントロプス・チャデンシス	アウストラロピテクス・アファレンシス	アウストラロピテクス・アフリカヌス
約700万年前	約400万年前	約300万年前

最初の道具の石器は、250万年以上前に作り始めたといわれています。

のは約700万年前

進化するにつれて二足歩行をし、脳が大きくなり、道具や火を、また、言葉を使うようになりました。火を使うようになったのは50万年くらい前からと考えられています。

わたしたちは、ホモ・サピエンスです。新人と呼ばれます。15万年前ころからの化石が多く見つかっています。

ホモ・エレクトス
約180万年前

ホモ・ネアンデルターレンシス
約35万年前

ホモ・サピエンス

ゴリラの脳の重さは約500g、わたしたちホモ・サピエンスは約1300gです。

おうちの人に読んでもらおう

からだの状態がわかる
健康診断の「数」

　小学校では毎年、身長や体重、視力や聴力などを調べる健康診断が行われます。大人になると、様々な病気の予防をする必要があり、健康診断で様々なからだの状態を調べます。大人の健康診断で調べることと基準値（２０～６０歳くらいまでの健康な人の検査成績をもとに、上限と下限の２．５％ずつを除外したもので、残りの９５％の人の数値）を紹介します。おうちの人に読んでもらいましょう。

身体計測

BMI値 …基準範囲　18.5～24.9（kg/m²）
　身長に見合った体重かどうかを判定します。
　体重（kg）÷ 身長（m）÷ 身長（m）の数です。

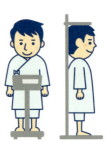

血圧

血圧値 …基準範囲　129以下（収縮期）　84以下（拡張期）（mmHg）
　心臓のポンプが正常に働いているか、
　また高血圧かどうかがわかります。

心電図

　心臓の筋肉に流れる電流を調べます。
　心拍数を測定します。

眼

▶視力 …基準範囲　1.0以上
▶眼圧 …眼球の中は液体で満たされています。
　　　　その圧力を調べます。

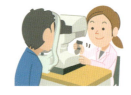

聴力

基準範囲　1000Hz（ヘルツ）　30dB（デシベル）以下
　　　　　4000Hz（ヘルツ）　30dB（デシベル）以下

30dB以下の高い音、低い音が聞こえるか調べます。
Hz（ヘルツ）は1秒間の音の振動数、
dB（デシベル）は、音の強さなどを表す単位です。

呼吸機能検査

▶ **肺活量** …基準範囲　80.0以上（％）
性別、年齢、身長から算出された予測肺活量に対して、肺活量が何％であるかを調べます。

▶ **1秒率** …基準範囲　70.0以上（％）
最大に息を吸い込んでから一気に吐き出すとき、最初の1秒間に何％の息を吐きだせるかを調べます。

胸部X線

呼吸器の疾患（肺炎、肺がんなど）を調べます。

上部消化管X線

胃、十二指腸のポリープ、潰瘍（かいよう）やがんなどを調べます。

上部消化管内視鏡

食道、胃、十二指腸などの病気の発見に役立ちます。

腹部超音波

肝臓、すい臓、腎臓に腫瘍があるか、胆のうには胆石などがあるかを調べます。

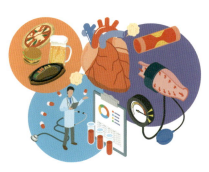

血液検査

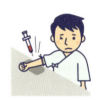

●肝臓系検査

▶総タンパク　　…基準範囲　6.5〜7.9（g/dL）
血液中の総タンパクの量を表します。

▶アルブミン　　…基準範囲　3.9以上（g/dL）
肝臓でつくられる、血液タンパクのアルブミンの量を調べます。

▶AST（GOT）　　…基準範囲　30以下（U/L）
心臓、筋肉、肝臓に多く存在する酵素の数を調べます。

▶ALT（GPT）　　…基準範囲　30以下（U/L）
肝臓に多く存在する酵素の数を調べます。

▶γ-GTP　　…基準範囲　50以下（U/L）
血液中の数値を測り、肝臓や胆道に異常があるか調べます。（＊Uは国際単位）

●腎臓系検査

▶クレアチニン（Cr）　　…基準範囲　1.00以下（男性）　0.70以下（女性）（mg/dL）
アミノ酸の一種であるクレアチンが代謝されたあとの老廃物の量です。腎臓の機能を調べます。

▶eGFR（イージーエフアール）　　…基準範囲　60.0以上（mL/分/1.73m²）
クレアチニン値を性別、年齢で補正して算出します。

●尿酸検査

▶尿酸（UA）　　…基準範囲　2.1〜7.0（mg/dL）
尿酸の産生・排泄のバランスがとれているかどうかを調べます。

●脂質系検査

▶HDLコレステロール　…基準範囲　40以上（mg/dL）
善玉コレステロールの量を調べます。

▶LDLコレステロール　…基準範囲　60〜119（mg/dL）
悪玉コレステロールの量を調べます。

▶中性脂肪（TG）（トリグリセリド）　…基準範囲　30〜149（mg/dL）
糖質がエネルギーとして脂肪に変化したものの量をはかります。

▶Non－HDL（コレステロール）　　…基準範囲　90〜149（mg/dL）
すべての動脈硬化を引きおこすコレステロールの量を調べます。

●糖代謝系検査

▶血糖値（FPG）　　…基準範囲　99以下（mg/dL）
血液中のブドウ糖がエネルギー源として適切に利用されているかがわかります。

▶HbA1c（NGSP）　…基準範囲　5.5以下（％）
血糖の平均的な状態、空腹時の状態などを調べます。

●血球系検査

▶ 赤血球（RBC）

赤血球の数を調べます。

▶ 血色素（Hb）（ヘモグロビン）

　…基準範囲　13.1〜16.3（男性）　12.1〜14.5（女性）（g/dL）

ヘモグロビンの数を調べます。

▶ ヘマトクリット（Ht）

血液全体に占める赤血球の割合です。

▶ MCV・MCH・MCHC

MCVは赤血球の体積、MCHは赤血球に含まれる血色素量、MCHCは赤血球体積に対する血色素量の割合です。

▶ 白血球（WBC）　…基準範囲　3.1〜8.4（$10^3/\mu L$）

白血球のはたらきを調べます。

▶ 血小板数（PLT）　…基準範囲　14.5〜32.9（$10^4/\mu L$）

血小板のはたらきを調べます。

●感染症系検査

▶ CRP　　　　…基準範囲　0.30以下（mg/dL）

血液中に増加する急性反応物質の１つ、CRPを調べ、細菌・ウイルス感染、炎症、がんはないかを調べます。

＊その他、希望により梅毒、HBs抗原、HCV抗体の検査があります。

尿検査

▶ 蛋白

腎臓の障害により増える尿蛋白を調べます。基準値は陰性です。

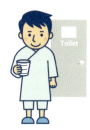

便

▶ 便潜血

便に血が混ざっているか調べます。２日ともマイナスなら異常なしとされます。

内科診察

見ることで異常がないかを判断する視診、触れて異常なものを見つける触診、聴診器を当てて異常音が聞こえないかを調べる聴診などがあります。

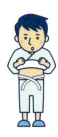

＊その他、婦人科検診や、オプション検査があります。

資料：日本人間ドック・予防医療学会

■監修
東京理科大学栄誉教授　藤嶋 昭

■責任編集
科学ライター 松下 清

■協力
医師 岩﨑かな子／岩﨑彩花

■イラスト
黒木博／マカベアキオ／大塚洋一郎／PIXTA

■写真
アフロ／PIXTA

■デザイン
エルジェ 村上ゆみ子

■校正
タクトシステム

●参考文献
「学研の図鑑LIVE人体」「ちょっと心配な健康診断の数値がすぐにわかる本」（学研プラス）「小学館の図鑑NEO新版人間」（小学館）「睡眠と脳の科学」（祥伝社新書）「すばらしい人体」（ダイヤモンド社）「最新版検査結果早わかり事典」（主婦の友社）「知識ゼロでも楽しく読める！人体のしくみ」（西東社）「フレーベル館の図鑑NATURAひとのからだ」（フレーベル館）

●参考url
国立がん研究センター／日本医師会／日本呼吸器学会／日本動物医療センター／日本人間ドッグ・予防医療学会／DAIKIN／hoyu

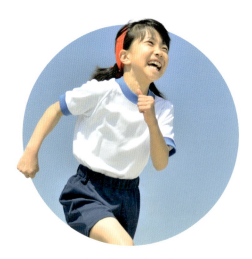

からだのびっくり！
数の図鑑

2025年4月11日　第1刷発行

発行・発売　株式会社北野書店
　　　　　　〒212-0058　川崎市幸区鹿島田1-18-7 KITANOビル3F
　　　電話　044-511-5491
　　　　　　http://www.kitanobook.co.jp
　　　　　　E-mail　info@kitanobook.co.jp

落丁・乱丁の場合はお手数ですが小社出版部あてにお送りください。送料小社負担にてお取替えいたします。ただし、古書店で購入されたものについてはお取替えできません。

無断転載・複製を禁ず

印刷・製本／株式会社太平印刷社
ISBN978-4-904733-18-9
Printed in Japan

からだクイズ 〜その2〜

いくつわかりますか。答えは下にありますが、ぜひ中のページを見て、くわしく知ってください。

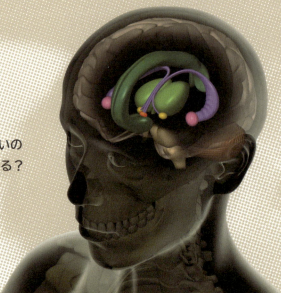

1 大脳皮質はどのくらいの数の細胞でできている？
（60〜61ページ）

2 浅いねむりと深いねむりは、何分くらいでくり返される？
（64〜65ページ）

3 多くの夢を見ているといわれる、浅いねむりを何という？
（64〜65ページ）

4 ふるえることで音を伝える、耳にある膜を何という？
（70〜71ページ）

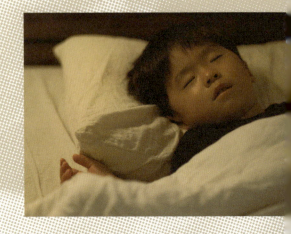

答　①約140億　②約90分　③レム睡眠　④鼓膜